Rudolf Kring

Gesund und fit durch natürliche Ernährung

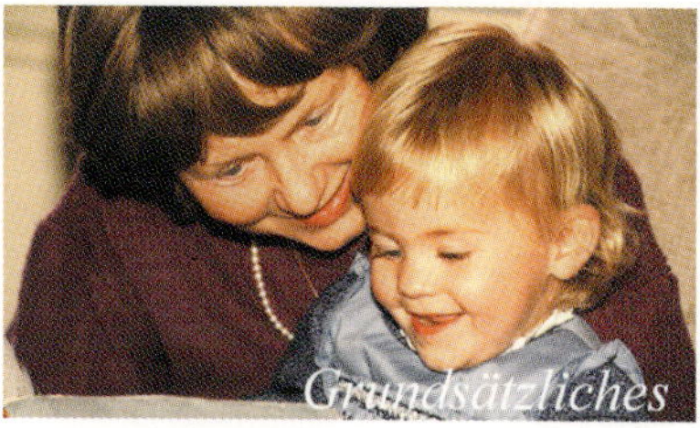

Edition *Gesund & fit*
herausgegeben von Dr. Luis Zagler

ERF Verlag

Bisher sind in dieser Edition erschienen:

Bd. 1: ... Grundsätzliches (Bestell-Nr. 312.075.099)
Bd. 2: ... Getreide (Bestell-Nr. 312.075.100)
Bd. 3: ... Obst (Bestell-Nr. 312.075.101)
Bd. 4: ... Gemüse (Bestell-Nr. 312.075.102)
Bd. 5: ... Fleisch (Bestell-Nr. 312.075.103)
Bd. 6: ... Milch (Bestell-Nr. 312.075.135)
Bd. 7: ... Honig (Bestell-Nr. 312.075.141)

Bd. 8: ... (in Vorbereitung!)

Bildnachweis:
Umschlag: Mauritius
Innenbilder: Photo Disc

Kring, Rudolf:
Gesund und fit durch natürliche Ernährung - Grundsätzliches / Rudolf Kring, 2. überarbeitete Aufl.
Meran: ERF Verlag Südtirol, 2001
ERF Verlag Südtirol; 312.075.099 : Edition gesund und fit ; Bd. 1
ISBN 88-88259-00-7

Gesamtherstellung:
ERF Verlag Südtirol
Edition Gesund und fit 312.075.099

Umschlaggestaltung: ERF Studio Südtirol
Lektorat: Viola Oberrauch
Text- und Bildbearbeitung: Markus Ostermann

Druck:
Union - Druckerei, I-39012 Meran
Printed in Italy 2001

Inhalt

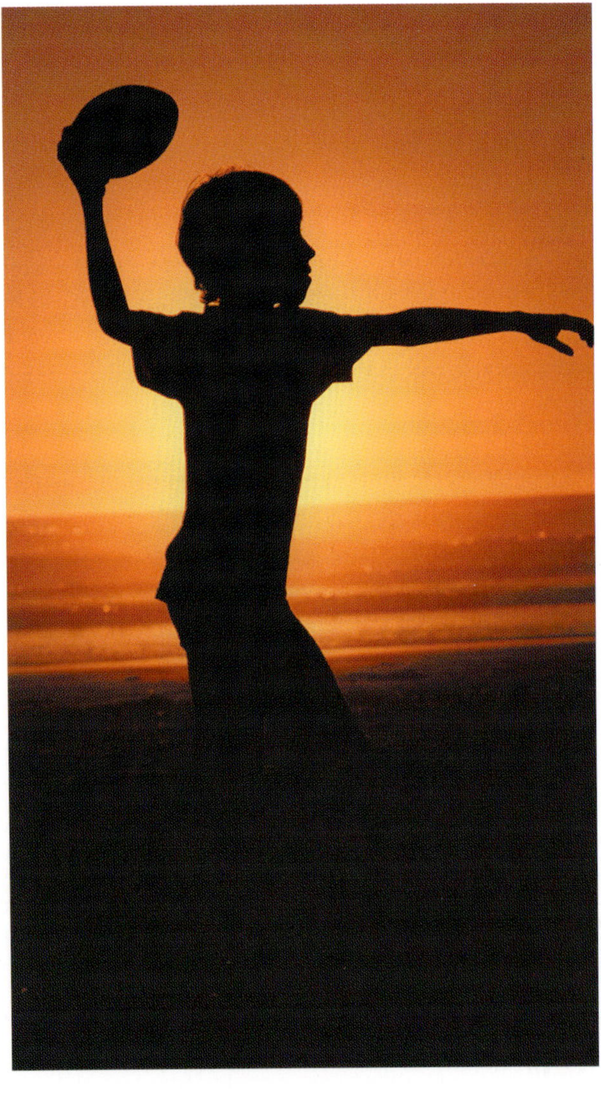

Vorwort

Ein Blick in die „Welt der Medien“ beweist es. An Gesundheit und Ernährung ist heute bald jeder interessiert. Zeitungen und Zeitschriften wie auch der Rundfunk und das Fernsehen bringen Tipps und Tricks zu Ernährung und Fitness. Ratschläge und Diäten, die immer wieder als „allerneueste Erkenntnisse der Wissenschaft“ angepriesen werden.

Wer aber sagt uns, was davon stimmt?

Wenn das eine Mal „natürliches Obst“ bereits für „sehr bedenklich“ erklärt wird, während es ein anderes Mal als eines der besten Nahrungsmittel dargestellt wird. Wer da nicht gewohnt ist, mehrere gute Bücher über Ernährung zu lesen und sich selbst seine Meinung zu bilden, hat kaum eine Chancen, an wirklich brauchbare Information heranzukommen.

Genau da setzt die EDITION „Gesund & fit“ an.

In handlichem Format soll dem Leser wertvolles Wissen leserfreundlich und doch konzentriert angeboten werden. In der auf mehrere Bände angelegten Reihe „Gesund & fit“ erscheinen preiswerte Büchlein zum Thema Ernährung, mit einladenden Bildern. „Gesund & fit“ eignet sich damit als Geschenk ebenso wie zum Selberlesen.

Rudolf Kring, geb. 1937 in Siegen, gilt als Praktiker unter den Experten im Bereich christlicher Gesundheitslehre, natürlicher Ernährung und schöpfungsgemäßem Lebensstil. Durch seine vielen Vortragsreisen ist er bereits seit Jahren bekannt. Nicht zuletzt durch seine Auftritte in Rundfunk und Fernsehen wie auch durch die Presse.

Rudolf Kring gilt als konsequenter Beobachter schöpfungsgemäßer Zusammenhänge in der Natur, die er anhand der Aussagen im „Buch der Bücher" aufschlüsselt und in seinen leicht nachvollziehbaren, praktischen Ratschlägen für seine Leser nutzbar macht.

In der Edition „Gesund & fit" liegen diese Ratschläge jetzt erstmals auch in Buchform vor. Band 1: Grundsätzliches, Band 2: Getreide, Band 3: Obst, Band 4: Gemüse, Band 5: Fleisch (mit einem speziellen Kapitel über BSE), Band 6: Milch, Band 7: Honig.

Außerdem sind im ERF Verlag Audiokassetten zu den Büchern erhältlich.

Der Herausgeber

Die Statistiken machen es deutlich. Auf der Wunschliste von über 90 % der Deutschen steht Gesundheit an erster Stelle. Das ist verständlich. Von unserer Gesundheit hängt schließlich nicht nur unser Lebensalter ab, sondern weitgehend auch die Qualität unseres Lebens. Gesundheit ist also etwas Wesentliches. Kein Gebrauchsgegenstand, der ausgetauscht werden kann, wenn er ausgedient hat. Das heutige Denken von der „Ersetzbarkeit aller Dinge“ ist auf die Gesundheit nicht anwendbar. Das wird uns spätestens dann bewusst, wenn wir nicht mehr im Besitz unserer Gesundheit sind.

Deshalb sollten wir uns rechtzeitig Gedanken darüber machen. Das aber heißt, dass wir verstehen müssen, was Gesundheit ist und wie wir sie erhalten können. Auch wo die großen und oftmals versteckten Gefahren für unsere Gesundheit sind. Das alles ist gut zu wissen und entspricht einem verantwortungsbewussten Lebensstil.

Wir hören sehr oft den Satz: „Das ist alles nicht

mehr so einfach.“ Dieser Satz stimmt aber nur zum Teil. Es ist wahr, dass die Gesellschaft, in der wir leben, von umwälzenden Errungenschaften und Veränderungen geprägt wird. Gerade dadurch stehen uns heute aber auch ungeahnte technische und chemische Mittel zur Verfügung, die die Menschen früher nicht hatten. Wir verfügen über eine so große Anzahl von medizinisch-technischen Möglichkeiten, dass die Behandlung vieler Krankheiten, die noch vor Jahrzehnten als tödliche Krankheiten galten, heute zur Routineangelegenheit geworden ist.

Denken wir nur an den Schutz durch Impfungen. In den vergangenen Jahrhunderten sind viele unserer Vorfahren an den großen Volksseuchen und Epidemien gestorben. Oft wurden ganze Familien hinweggerafft. Heute sind die meisten dieser verheerenden Volkskrankheiten durch großangelegte Impfaktionen so gut wie verschwunden. Das beste Beispiel dafür ist die weltweite Ausrottung der Pocken seit dem Jahre 1977. Auch die Zahl der an Kinderlähmung Erkrankten, die in der Bundesrepublik Deutschland 1952 noch bei 10.000 Erkrankungen lag, war in den Jahren von 1978 bis 1982 bis auf insgesamt 46 Fälle gesunken. An diesen Beispielen wird deutlich, wie gut sich Epidemien durch Impfungen bekämpfen lassen.

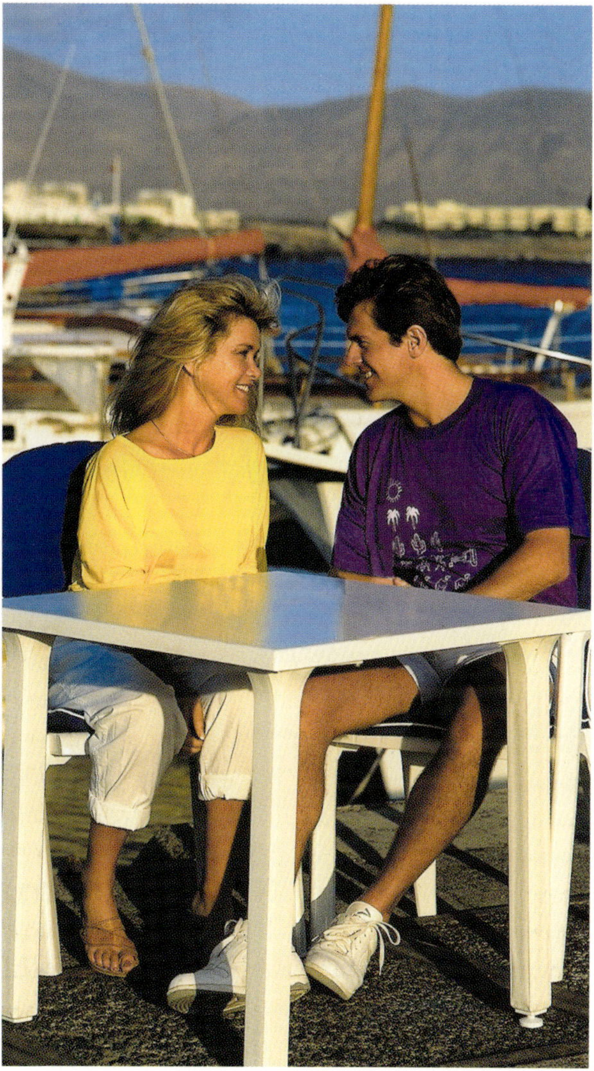

Damit haben diese segensreichen Entdeckungen der modernen Medizin auch ganz wesentlich zur Steigerung der Lebenserwartung beigetragen. Dennoch stellen wir fest, dass die Wartezimmer der Ärzte und Zahnärzte heute überfüllter sind denn je. Der Medikamentenverbrauch war noch nie so hoch wie heute. Die Kosten der Krankenkassen steigen ins Unermessliche. Warum?

Wir wissen heute mehr als alle Generationen vor uns. Wir profitieren jedoch nicht in allen Bereichen in gleicher Weise von diesem Wissen. Arbeitsbedingungen, Lebensstil und Freizeitgestaltung sind heute sehr oft ungesund. Insbesondere aber stellen unsere Ernährungsgewohnheiten einen Risikofaktor ersten Ranges für unsere Gesundheit dar. Wir haben zwar qualitativ hochwertige Lebensmittel und verfügen über strenge Lebensmittelgesetze, die gut überwacht werden. Doch das alles nützt uns nichts, solange wir die falschen Gewohnheiten nicht ändern.

In Deutschland geben wir heute - bei stagnierender Tendenz - etwa 16 % unseres Verdienstes für unsere Nahrungsmittel aus, einschließlich der Getränke, aber bereits 13 % - mit stark steigender Tendenz - für unsere Gesundheit. Die Behandlungs- und Folgekosten ernährungsabhängiger Krankheiten haben in Deutschland - laut Auskunft der Bundesärztekammer - im Jahr 2.000 150 Milliarden DM

(76,7 Mrd. Euro) überschritten. Vor 25 Jahren waren es noch 18 Milliarden DM (9,2 Mrd. Euro). Diese Entwicklung zeigt, dass wir bereits mehr Geld ausgeben für die Reparatur als für die Erhaltung unseres Körpers. Warum setzen wir unsere Gesundheit so unbedacht aufs Spiel?

Wie viele Menschen sind heute schon abhängig von der täglichen Einnahme von Pillen, Tropfen, Kapseln oder Spritzen. Viele nehmen zudem noch täglich teure Vitamin- und Mineralstoffpräparate oder Verdauungsenzyme zu sich. Würden wir in unseren Schulen eine Umfrage starten, welches Kind könnte sich wohl als völlig gesund bezeichnen? Verfechter der Evolutionstheorie sprechen zwar gerne von einer Aufwärtsentwicklung des Menschen. Was unsere Gesundheit und Widerstandsfähigkeit angeht, zeigt die Realität aber genau das Gegenteil. Die Menschen - insbesondere in der westlichen Welt - wurden gerade in den vergangenen Jahrzehnten immer anfälliger für Krankheiten.

Trotzdem ist die Lebenserwartung heute höher als je zuvor. Die Menschen werden weltweit immer älter. Das hat mehrere Gründe. Wir haben heutzutage viel mehr Wissen über Gesundheit und Hygiene. Es gibt den Segen des Impfschutzes sowie verschiedenste Programme gegen die Säuglingssterblichkeit und zur Verbesserung der Trinkwasserversorgung. Lebensmittellieferungen in Katastrophengebiete und landwirtschaftliche Projekte; alles das fördert heute die Stabilisierung der Weltgesundheit. Gäbe es die vielen Tausend Aids-Toten nicht, wäre die durchschnittliche Lebenserwartung auch in der Dritten Welt noch wesentlich höher.

Die heutigen Möglichkeiten im Bereich der Chirurgie, hohe Hygienestandards und die Verbesserung des Nahrungsangebots mit frischem Obst und Gemüse auch in den Wintermonaten haben dazu beigetragen, dass sich die durchschnittliche Lebenserwartung in unseren westlichen Ländern in den letzten 100 Jahren nahezu verdoppeln konnte. Sie stieg bei den Frauen von rund 40 auf 79 Jahre, bei den Männern von 38 auf 72 Jahre an. Der Standard der medizinisch-technischen Ausrüstung der Arztpraxen und Krankenhäuser ist heute so hoch wie noch nie zuvor; beste Ausbildung für Ärzte und Ärztepersonal, umfassend ausgestattete Krankenhäuser, Sanatorien und Pflegeheime. Vor allem aber ein enormer Fortschritt im Bereich der Medikamente. In Deutschland stehen uns nahezu 60.000 verschiedene Medikamente zur Verfügung. Davon sind von der Weltgesundheitsorganisation nur etwa 3.000 als wirklich notwendig anerkannt. Die übrigen gelten als Luxusmedikamente, die wir zum größten Teil der Konkurrenz innerhalb der Pharmaindustrie verdanken, die dieselben Wirkstoffe in verschiedenen Packungen und Wirkstoffkombinationen anbietet.

Insgesamt verfügt die Bundesrepublik Deutschland heute über eines der bestfunktionierenden, wenn auch leider bald nicht mehr zu finanzierenden Gesundheitssysteme, das in seiner Organisation und Wirkung beispielhaft in der ganzen Welt dasteht. Würde dieses Gesundheitssystem zusammenbrechen, würde unsere Lebenserwartung wohl wieder rasch zurückfallen.

Wir sind also gut beraten, wenn wir lernen, dankbar dafür zu sein. Dankbar für gute Ärzte und wirksame Medikamente. In einer gefallenen Schöpfung, in der es Krankheit, Leid und Tränen, Trauer und Tod gibt, wird unser Leben immer umkämpft sein. Deshalb lesen wir im Buch Sirach, Kap. 38, Vers 1, schon die Aufforderung: „Ehre den Arzt, bevor du ihn nötig hast.“

Die machtvollen Worte Jesu im Matthäusevangelium, Kap. 24, Vers 35: „Himmel und Erde werden vergehen, meine Worte aber werden nicht vergehen“ weisen ebenfalls unmissverständlich auf die Vergänglichkeit dieser Welt. Wo aber dieses Prinzip der Vergänglichkeit herrscht, herrschen auch Krankheit, Leid und Tod, wie es ernüchternder und erschreckender gar nicht ausgedrückt werden könnte als im 1. Buch Mose, Kap. 3, Vers 19, wo es heißt: „Denn von Staub bist du, und zum Staub wirst du zurückkehren."

Aber steht nicht im Bericht über die Erschaffung des Himmels und der Erde im 1. Buch Mose, Kap. 1, Vers 6, der bemerkenswerte Satz: „Gott sah, dass es gut war"? Im Anschluss an die Erschaffung des Menschen heißt es sogar: „Siehe, es war sehr gut." Was war geschehen?

Dazu lesen wir im 1. Buch Mose, Kap. 3 vom „Fall des Menschen." Der Mensch wollte seine Unabhängigkeit und brach die Gemeinschaft mit Gott. Doch diese Unabhängigkeit von Gott brachte dem Menschen nicht das, was er sich erwartet hatte. Im Gegenteil. Seit diesem Bruch mit Gott bestimmen Krankheit, Leid und Tod das Leben des Menschen. Gott aber ließ den Menschen nicht allein, sondern ging ihm immer wieder nach und sprach zu ihm. So lesen wir im 5. Buch Mose, Kap. 32, Vers 47, dass Gottes Wort uns „zu unserem Leben ist" und unsere Tage „dadurch verlängert werden". Das aber geschieht nur, wenn wir, wie es im 5. Buch Mose, Kap. 10, Vers 13 heißt, „Die Gebote des Herrn und seine Ordnungen halten."

Jetzt ist die Frage, ob wir diese Ordnungen Gottes in

Bezug auf unsere Ernährung und unseren Lebensstil überhaupt kennen. Im Buch des Propheten Jesaja, Kap. 48, Vers 17, heißt es z. B.: „Ich bin der Herr, dein Gott, der dich lehrt zu deinem Nutzen, der dich leitet auf dem Weg, den du gehen sollst." Was bedeutet nun dieser Vers in Bezug auf unsere Gesundheit, unsere Ernährung?

Diesen und vielen weiteren Fragen wollen wir in der Reihe „Gesund und fit" nachgehen. Denn immerhin lesen wir im Buch der Sprüche, Kap. 19, Vers 16: „Wer das Gebot des Herrn bewahrt, bewahrt sein Leben. Wer seine Wege verachtet, muss sterben."

Zwar ist die Bibel kein Gesundheitsbuch im landläufigen Sinne, noch ist sie ein Buch über naturgemäße Ernährung oder gar ein Kochbuch. Sie ist vielmehr das Buch der Heilsgeschichte Gottes mit dem Menschen - aber mit unwahrscheinlich vielen praktischen Tipps für unser irdisches Leben und vielen Hinweisen über einen natürlichen, d. h. unserer Natur entsprechenden Lebensstil. Wir finden darin Hinweise über Ernährung, ebenso über Hygiene, Gesundheit, Schlafen, Zeitplanung, Ehe, Familie, Erziehung, Lebensfreude, Lebensbewältigung, Geborgenheit, Hoffnung und Zukunft. Oft in einem kleinen Nebensatz, ganz versteckt, obwohl es tiefe göttliche Lebensweisheiten sind, die jeder naturwissenschaftlichen Prüfung standhalten. Aber nur weil sie nicht die wichtigste Botschaft der Bibel sind, sind sie deshalb nicht nebensächlich. Wir finden darin vielmehr „lebenswichtige Information" im wahrsten Sinne des Wortes.

Wenn es uns gelingt, diese Hinweise wiederzuentdecken und unser Leben damit in Übereinstimmung zu bringen, haben wir die Quelle für ein glückliches Leben gefunden. Die Schöpfung als Werk Gottes und die Heilige Schrift als Wort Gottes. Wie es auch König David vor 3.000 Jahren zum Ausdruck brachte, als er im 36. Psalm, Vers 10, schrieb: „Bei dir ist die Quelle des Lebens, in deinem Licht sehen wir das Licht."

Irrweg oder Umweg?

Ob es die 40jährige Wanderung des Volkes Israel in der Wüste ist oder die Irr- und Umwege im Leben eines jeden einzelnen Menschen - immer wieder können wir uns diese Frage stellen: Irrweg oder Umweg? Auch in der 2.000 Jahre alten Geschichte des Christentums finden wir solche Irrwege. Einer davon war besonders prägend. Wie Emil Brunner, der bekannte Theologe, schreibt, steht die Leibfeindlichkeit seit Nietzsche für viele sogar als ein Merkmal des Christentums da. In Wirklichkeit ist

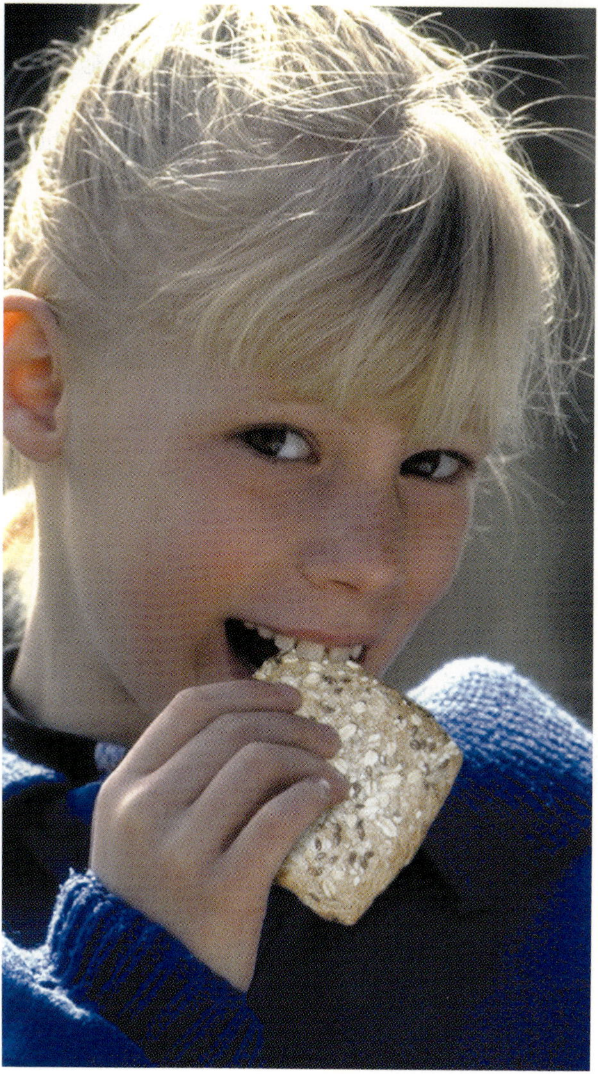

diese Leibfeindlichkeit aber aus dem spätantiken Hellenismus in die Kirche eingedrungen und dem biblischen Denken völlig fremd.

Der Körper als „Fessel" bzw. „Grab" der Seele - das ist Denken des Altertums. Wir finden dieses Denken vor allem bei den griechischen Philosophen, z. B. bei Platon (427 - 347 v. Chr.), der den Körper des Menschen als bloßes Gehäuse für die präexistente Seele ansah und den Tod als den Befreier dieser Seele vom Körper. In der Weiterentwicklung dieser Gedanken kommt es im Neuplatonismus schließlich zur völligen Abwertung des Körpers gegenüber der Seele.

Diese absolut unbiblische und auch dem jüdischen Denken völlig fremde Auffassung des Körpers aber findet schon früh Einzug in das christliche Denken, wie auch Francis Schaeffer in seinem Buch „Wie können wir denn leben" schreibt. In der Folge finden wir immer öfter den Körper des Menschen mit dem „sündigen Fleisch" gleichgesetzt, das es ebenso wie die „Fleischeslust" zu überwinden gilt. Bis im Laufe dieser Entwicklungsgeschichte der Körper des Menschen sogar zum Inbegriff der Sünde selbst wird und damit zum Feind der Seele, den es zu bekämpfen gilt.

Die Auswirkungen in der 2.000jährigen Geschichte

des Christentums sind nicht abzuschätzen und bis in unsere Tage herauf spürbar. Welch eine Verwirrung, wenn wir in Texten von damals lesen, wie selbst die sexuelle Begegnung in der Ehe zur Sünde erklärt wurde.

Wir können heute nur noch ahnen, welche Belastungen dieses falsche Denken über Sexualität für so manche Ehe bedeutet haben mag. Zu welchen Störungen im psychosomatischen Bereich es dabei kommen kann, darüber wissen Psychotherapeuten in erschütternden Beispielen aus der Praxis zu berichten. Aber so haarsträubend diese Irrwege im Denken waren, so sehr haben sie Generationen über Generationen geprägt. Den Menschen wurde ein völlig falsches Bild von ihrem Körper vermittelt; die Folge waren viele unverzeihliche Vernachlässigungen mit oft verheerenden Wirkungen im Bereich der Gesundheit.

Ich erinnere mich noch sehr gut, als die ersten Motorräder und Autos auf den Markt kamen. Wie intensiv beschäftigten wir uns damals mit der Bedienung und Technik dieser Fahrzeuge! Schließlich waren sie teuer, sollten viel leisten und lange halten. Aber beschäftigten wir uns zu dieser Zeit jemals in gleicher Weise mit der Pflege unseres Körpers? Wir dachten nicht einmal daran.

Viele Menschen sind heute an ihrem Schöpfer nicht interessiert. Christen jedoch wissen von einer Schöpfung und einem Schöpfergott. Aber wissen sie auch, wie unverantwortlich sie als Geschöpfe Gottes häufig mit ihrer Gesundheit umgehen?

Wie oft kümmern wir uns um unseren Körper erst dann, wenn wir uns bereits in totaler Abhängigkeit von Medikamenten befinden und Schwäche, Krankheit, Schmerzen oder Übergewicht unser Leben bestimmen. Dann plötzlich kreist alles Denken nur noch um den Körper. Jetzt werden Zeit, Kraft und Geld verbraucht für die Reparatur der Folgen dieses falschen Denkens und Handelns.

Wer sich das vor Augen führt, wird merken, wie wichtig es ist, Gottes Anweisungen im Umgang mit unserem Körper und unserer Gesundheit zur rechten Zeit nachzuspüren, darauf zu achten und dafür zu sorgen, dass sie auch Anwendung finden. Wie steht es doch im Buch der Sprüche, Kap. 4, in den Versen 20 - 22: „Mein Sohn, hör gut zu, und pass auf, was ich dir sage! Verachte meine Worte nicht, sondern präg sie dir fest ein! Sie geben dir ein erfülltes Leben und erhalten dich gesund."

Wo aber sind diese Anleitungen für eine gesunde Ernährung und einen gesunden Lebensstil in der Bibel zu finden? Wo ist der Rahmen für den richtigen Umgang mit unserem Körper? Diesen und vielen weiteren Fragen wollen wir in der auf mehrere Bände angelegten Reihe „Gesund und fit“ nachgehen. Beschäftigen wir uns zuerst einmal mit unserem Körper.

Soma - der Körper

Wir wissen heute sehr viel über Funktionen und Zusammenhänge in unserem Körper. „Jeder einzelne von uns hat auch nicht nur seinen Körper, sondern ist Körper“, wie Reinhold Ruthe, der bekannte christliche Psychotherapeut, schreibt. Es gibt in der Bibel keinen Dualismus von Körper und Seele. „Beides gehört zusammen. Von daher werden körperliche Krankheiten auch als Störungen der Seele verstanden.“

Der im neuen Testament gebrauchte griechische Begriff „Soma“ sieht immer den ganzen Menschen, wie er vor Gott steht. Vielleicht ist es wichtig, einmal zu betonen, dass die Liebe Gottes uns als ganzer Person mit unserem Körper gilt. Im 1. Thessalonicherbrief, Kap. 5, Vers 23, lesen wir z. B.: „... mögen euer Geist, Seele und Leib untadelig bewahrt werden.“ Im 1. Korintherbrief, Kap. 6, werden wir in den Versen 15 - 20 sogar dazu aufgefordert, darüber nachzudenken, unseren Körper als „ein Glied Christi“, einen „Tempel des Heiligen Geistes“ anzusehen.

Wörtlich heißt es hier: „Wisst ihr nicht, dass euer Leib ein Tempel des Heiligen Geistes in euch ist, den ihr von Gott habt ...? Verherrlicht nun Gott mit eurem Leib.“ Jesus selbst spricht im Johannesevangelium, Kap. 2, Vers 19 - 21, vom „Tempel“ seines Körpers, der abgerissen wird und den er „in drei Tagen wieder aufrichten will.“ Gibt es eine größere Würdigung für den Körper, der Krankheiten, Gebrechen und Schwächen so ausgesetzt ist, als diese Aussagen?

Wissenschaft und Forschung haben uns gerade in den letzten Jahren wieder erstaunliche Erkenntnisse darüber gebracht. Gottes Wort vom Menschen, als „Krönung der Schöpfung“ ist heute einsichtiger denn je; denn jede neue Erkenntnis der Wissenschaft bestätigt uns diese einmalige Stellung des Menschen innerhalb der Schöpfung.

Wer sich mit der Anatomie und Physiologie unseres Körpers beschäftigt, gerät unweigerlich ins Staunen. Da sind die unvorstellbaren Billionen von Zellen, die sich etwa alle sieben Jahre erneuern. Das Gehirn, das besser arbeitet als die modernsten Computeranlagen der Welt. An die 14 Milliarden Nervenzellen steuern mit ihren hochkomplizierten Funktionen wie lauter kleine Minicomputer durch DNS-Moleküle jede einzelne Zelle. Unsere Lunge sorgt mit ihren unendlich vielen kleinen Bläschen und einer Atmungsfläche von 90 m² auf engstem Raum für den notwenigen Austausch von Sauerstoff und Kohlendioxid. Das Herz, kaum 320 g schwer, gilt noch heute als die leistungsfähigste Pumpe der Welt. Mit etwa 70 automatisch ausgelösten Doppelschlägen pumpt dieses Herz jede Minute 5 Liter Blut durch unsere Adern. 7.200 Liter jeden Tag, einen ganzen Tanklastwagen voll. 1,5 kg schwer ist unsere Leber und doch vergleichbar mit einer großartigen, vollautomatisch arbeitenden chemischen Fabrik; in ihr laufen gleichzeitig an die 500 verschiedene Funktionen für den Stoffwechsel ab.

So könnten wir nun ein faszinierendes Detail nach dem anderen aufzählen und würden dabei auf immer wieder neue Wunder stoßen. Ob wir an die Funktionen unserer Fortpflanzungsorgane denken oder an unseren Verdauungs- oder Bewegungsapparat, an unsere Augen, Ohren oder Nase; jedes Organ stellt eine geniale Konstruktion dar, unfassbar einfach in seinen Funktionen und doch sehr komplex in allen Details, die - vollständig aufeinander abgestimmt - im Zusammenwirken ein Ganzes ergeben. Wissenschaftler, die ein ganzes Leben daran setzen, diesen Details nachzuspüren und damit dem Geheimnis unseres Körpers auf den Grund zu gehen, werden immer wieder neu ins Staunen versetzt, wie genial der Schöpfer den Menschen erdacht und geschaffen hat.

Wir handeln durch unseren Körper

Was immer wir tun, wir tun es durch unseren Körper. Selbst unseren Dienst für Gott verrichten wir mit unserem Körper. Wenn wir z. B. im 48. Psalm, Vers 10 lesen: „Wir haben nachgedacht über deine Gnade", weiß jeder von uns, dass der Verstand, also das Gehirn, daran beteiligt war. Die Aussage in Psalm 3, Vers 5: „Mit meiner Stimme rufe ich zum Herrn", ist ohne Stimme oder zumindest deren Vorstellung nicht denkbar. Ohne Augen könnten wir den Himmel nicht anschauen, wie es im 8. Psalm, Vers 4, zu lesen ist.

„Die Füße derer, die das Evangelium verkünden", wie es im Römerbrief, Kap 10, Vers 15, heißt, sind nur „lieblich", wenn sie sich an einem Körper befinden. Ebenso das Ohr, mit dem der Psalmist sich „einem Spruch zuneigt" - wie es in Psalm 49, Vers 5, steht. Und auch „der Mund, der Weisheit redet", wie wir das in Psalm 49, Vers 4, lesen, oder „die Hände, die Gutes bewirken", von denen Paulus im Epheserbrief, Kap. 4, Vers 28, schreibt.

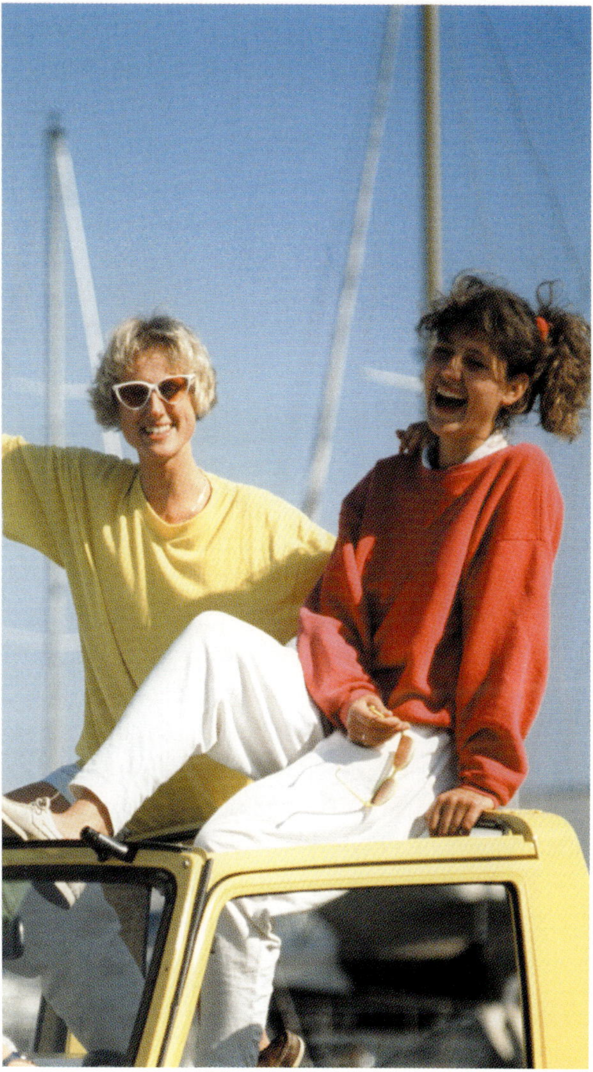

Ohne unseren Körper könnten wir Gott und den Menschen nicht dienen. Im 1. Brief des Apostels Paulus an die Korinther, Kap. 6, Vers 13, lesen wir dazu, dass „unser Körper zum Dienst für den Herrn geschaffen wurde.“ Ebenso werden wir im selben Kapitel, in Vers 20, aufgefordert: „Verherrlicht Gott in eurem Leib.“ Das zeigt, wie wichtig der Körper ist und welche Verantwortung wir für ihn tragen. Schließlich wird dieser Körper ständig von uns gefordert. Oft mehr, als uns das bewusst ist.

Wir haben uns daran gewöhnt, dass alles geradezu automatisch und wie selbstverständlich abläuft. Daher merken wir oft nicht mehr, wie wichtig es ist, auf die Bedürfnisse dieses Körpers einzugehen und dementsprechend für eine gesunde Ernährung, Entspannung und genügend Schlaf zu sorgen. Das aber ändert sich schlagartig, wenn Krankheit oder Leiden eintreten. Dann plötzlich merken wir, wie verantwortungslos wir mit unserem Körper bis dahin umgegangen sind. Solange uns weder Krankheit noch Leiden quälen oder behindern, betrachten wir alle körperlichen Funktionen als selbstverständlich. Wir dürfen das auch; nur sollten wir es in der vollen Verantwortung tun, die uns für unsere Gesundheit von Gott zugedacht worden ist.

Wenn der Apostel Paulus im 1. Korintherbrief, Kap. 9, Vers 27, davon schreibt, dass er „keine

Rücksicht auf seinen Körper nimmt“, kann das zwar als Vernachlässigung des Körpers interpretiert werden, aber nur in dem Sinne, dass er nicht durch übermäßige Rücksicht auf seinen Körper Zeit verlieren will für seinen Auftrag. Nicht im Sinne von Genuss, Trägheit, Bequemlichkeit und Bewegungsarmut, im Sinne eines „Sich-gehen-und-treiben-Lassens“.

Unser Körper - unsere Verantwortung

Jetzt gilt es freilich zu unterscheiden, in welchem Rahmen und Ausmaß wir als Menschen die Verantwortung für unseren Körper und für die „Zahl unserer Tage und die Jahre des Lebens“ tragen, wie es im Buch der Sprüche, Kap. 3, Vers 2, heißt. Schließlich ist Gott es, der „mein Los festlegt“, wie David im 16. Psalm, Vers 5, schreibt; wie wir auch im 31. Psalm, Vers 16, davon lesen, dass unsere Zeit in Gottes Hand steht.

Nicht wir sind also die Herren unserer Gesundheit und unserer Lebenszeit, sondern Gott. Davon lesen wir auch im Buch Hiob, Kap. 12, Vers 10, wo es heißt: „In Gottes Hand ist die Seele alles Lebendigen und der Lebensatem alles menschlichen Fleisches.“

Die Frage aber ist: Darf uns unsere Gesundheit und

unsere Verantwortung deshalb gleichgültig sein? Wir stehen in unserem Leben immer wieder in der Spannung zwischen Eigenverantwortung und den Grenzen dieser Eigenverantwortung. Wer versucht, dieser Spannung auszuweichen, gerät unweigerlich in eine Fehlinterpretation der Aussagen der Bibel. Wer hingegen in dieser Spannung bleibt, hat darin die Gelegenheit, zu wachsen und so, mit Gottes Hilfe, sein Leben zu meistern.

Wir sind also sehr wohl auch selbst für unsere Gesundheit verantwortlich. Aber unsere Gesundheit hängt nicht allein davon ab, dass wir diese Verantwortung übernehmen. Schon gar nicht von einer gesunden Ernährung allein. Es geht ganz allgemein um einen gesunden, schöpfungsgemäßen Lebensstil. Gewiss gehört dazu auch ein verantwortungsvolles Ernährungsverhalten. Aber nicht nur.

Ein schöpfungsgemäßer Lebensstil beginnt mit einer geordneten Zeitplanung. Wer seinem Körper ständig Höchstleistungen abverlangt, darf sich nicht wundern, wenn dieser Körper eines Tages erschöpft ist und mit Krankheit darauf reagiert. Von daher müssen wir uns zuallererst einmal in Zeit und Raum zurechtfinden, d. h. den Ausgleich finden zwischen Aktivität und Erholung. Die hohe Kunst also von Spannung und Entspannung.

In der Bibel lesen wir immer wieder vom Aufruf zur Stille, zur Sammlung, zur Konzentration und Einkehr. Solche Stellen finden wir praktisch in jedem Buch der Heiligen Schrift. Angefangen von den Büchern Mose, wo der Sabbat, der siebente Tag, als der Tag der Ruhe herausgehoben wird, über die Bücher der Propheten und die Psalmen, bis hin zu den Evangelien, die uns überliefern, dass auch Jesus während seiner Erdenzeit trotz seines unfassbaren Arbeitspensums die hohe Kunst von Spannung und Entspannung offensichtlich ebenso meisterhaft beherrschte und vorlebte wie alles andere. Im Lukasevangelium, Kap. 5, Vers 16, lesen wir von Jesus, dass er sich an einen stillen Ort zurückzog und betete; im Markusevangelium heißt es in Kap. 6, Vers 31, dass er seine Jünger dazu aufforderte, sich in die Stille zurückzuziehen.

Wir merken uns diese erste Grundregel eines schöpfungsgemäßen Lebensstils am einfachsten anhand der Regel der drei A's. Morgens die Andacht. Tagsüber die Arbeit. Abends der Ausgleich. Gleiches gilt für den Wochenablauf. Sonntags die Andacht, die Stille, der Gottesdienst. Wochentags die Arbeit, also Mühen und Herausforderung. Am Wochenende der Ausgleich - als Rückblick, Erholung und vor allem Entspannung. Diese drei A's sollten in keinem Tages- und Wochenablauf fehlen.

Ausgiebige Studien in den USA haben gezeigt, dass Christen, die nach diesen drei A's leben, wesentlich gesünder und belastbarer sind. Das verwundert auch nicht; schließlich sind wir als Menschen darauf angelegt. Dann aber brauchen wir auch noch den Schlaf, als tiefere Entspannung, in der unser Körper, unsere Seele und unser Geist sich regenerieren. Wer nicht auf diesen natürlichen Tag-Nacht-Rhythmus achtet, gerät früher oder später unweigerlich in Stress. Wie heißt es im Buch des Predigers, Kap. 4, Vers 6: „Besser eine Hand voll Ruhe, als beide Fäuste voll Mühe und ein Haschen nach Wind."

Schließlich gehört auch noch Bewegung zu den natürlichen Funktionen des Lebens. Die 238 Knochen und 638 Muskeln des Menschen sind auf Aktivität hin angelegt. Es reicht nicht aus, wenn wir uns nur zwischen Fernsehsessel und Kühlschrank hin- und herbewegen. Was für den Bewegungsapparat des Menschen zutrifft, gilt in gleichem Maße für seinen Geist. Um bis ins hohe Alter gesund und fit zu bleiben, muss der Geist des Menschen sich von immer neuen Aufgaben herausgefordert sehen. All das sind Gesetzmäßigkeiten, die wir ungestraft nicht übergehen können. Wir irren, wenn wir meinen, wir könnten tun und lassen, was wir möchten. Wir können es zwar tatsächlich; die Frage ist nur, wie lange.

Viele unserer heutigen Gewohnheiten liegen gerade außerhalb dieses Rahmens einer natürlichen und schöpfungsgemäßen Lebensweise und sind insofern in hohem Maße gesundheitsschädigend. So z. B. sehen wir Bohnenkaffee und schwarzen Tee oder Cola als Lebensmittel an; es sind jedoch Genussmittel. Wir können diese Genussmittel zwar zur Freude und mit Maßen genießen. Wenn aber aus dem Genussmittel - ohne dass wir es merken - ein Suchtmittel wird, was dann? Eine Tasse Kaffee enthält, je nach Sorte und Zubereitung, 100 bis 150 mg Koffein. Dieses Koffein putscht den Blutdruck immer wieder kurzfristig auf. Aber eben nur kurzfristig. Gerade das wird auf die Dauer für Herz und Kreislauf zu einem unnötigen Stressfaktor.

Gleiches gilt für den unkontrollierten Gebrauch von Medikamenten. Jeder fünfte Deutsche nimmt heute bereits täglich Arzneimittel zu sich, jeder sechste ein- oder mehrmals im Monat, weitere 10 % mehrmals die Woche, einige von ihnen dreimal am Tag, vor, zu und nach den Mahlzeiten. Dieser hohe und oft unvorsichtige Gebrauch von Medikamenten verhindert nicht nur die Bildung von Selbstheilungskräften, sondern greift auch ganz beachtlich in den Immunhaushalt unseres Körpers ein. Bei einer Grippe z. B. brauchen wir doch nicht gleich den Arzt zu holen. In der Regel aber tun wir gerade das - obwohl Antibiotika gegen die von Viren ausgelöste Grippe ohnedies nicht helfen.

Alkohol, Nikotin, Drogen, Aufputschmittel und Doping, Tätowierungen, Parfums, Cremes und Duft-stoffe, die aus unnatürlichen chemischen Wirkstoffen hergestellt werden, dazu Kosmetika, Duschgels und Shampoos - brauchen wir das wirklich alles? Wer sich immer wieder allzu „porentief" reinigt, der zerstört unnötigerweise nur die natürliche Schutzschicht der Haut, muss anschließend wieder Hautcreme auftragen und schafft die besten Voraussetzungen für Hauterkrankungen wie Neurodermitis und Allergien.

All das sind Gewohnheiten eines unnatürlichen Lebensstils, mit dem wir nicht nur viele Schadstoffe aufnehmen, sondern auch unsere Gesundheit ernsthaft gefährden. Manchmal sogar mehr als durch die Ernährung. Was uns häufig nur nicht bewusst ist, weil kaum jemand davon spricht. Viele Menschen verwenden deshalb nur noch aus reinen Naturstoffen hergestellte Kosmetika. Aber auch das kann sich als Täuschung erweisen. Der eigentliche Stoff kann ein reiner Naturstoff sein; um ihn aber aus der Pflanze zu lösen, von unerwünschten Begleitstoffen zu reinigen und haltbar zu machen, bedarf es vielleicht zwanzig verschiedener chemischer Prozesse, die alle ihre Rückstände hinterlassen.

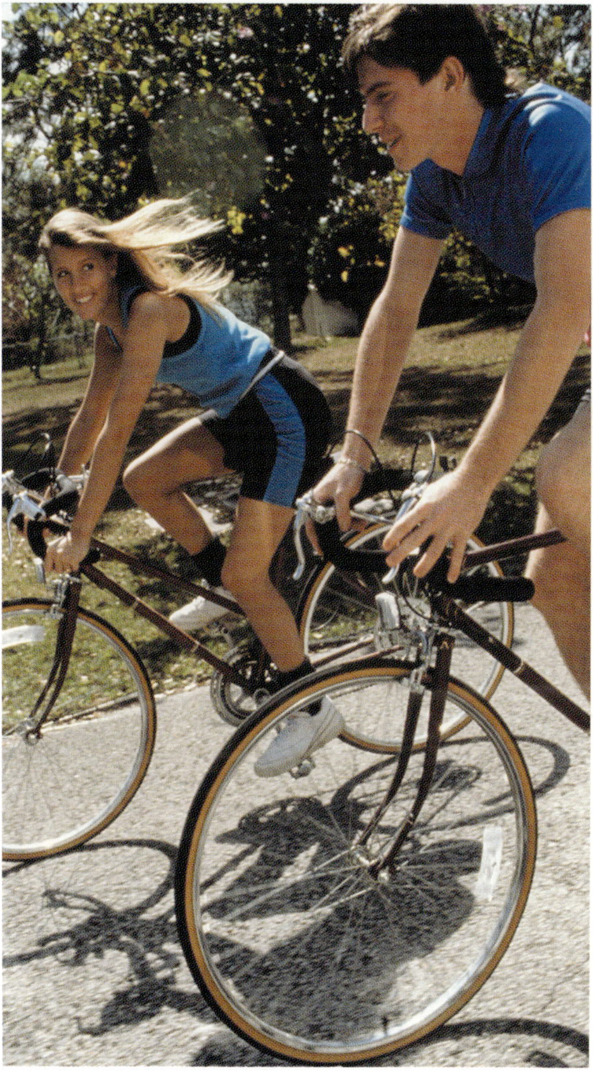

Kommen wir nun aber zu einem der Hauptprobleme unseres Lebensstils, der ungesunden Ernährung.

Ist der Mensch, was er isst?

Der Ernährungsbericht der Bundesregierung macht es immer wieder deutlich: Die Deutschen essen zu viel, zu süß und zu fett! Dass zu viel Essen ungesund ist, wussten die Menschen bereits vor Tausenden von Jahren. So lesen wir z. B. schon beim weisen König Salomo im Buch der Sprüche, Kap. 25, Vers 16, niedergeschrieben vor 3.000 Jahren: „Iss nur deinen Bedarf.“ Und im Buch Sirach, Kap. 37, Vers 29: „Sei nicht übermäßig bei irgendeinem Genuss und stürze dich nicht gierig auf leckere Speisen, denn in vielem Essen ist Krankheit und die Unmäßigkeit führt zum Erbrechen. Infolge von Unmäßigkeit sind viele zu Tode gekommen. Wer sich aber in acht nimmt, verlängert sein Leben.“

Im Lukasevangelium, Kap. 21, Vers 34, sagt Jesus: „Hütet euch aber, dass eure Herzen nicht beschwert werden durch Völlerei, Trunkenheit und Lebenssorgen.“ Interessant, dass genau das heute unsere Probleme sind. Wir könnten fragen, was Jesus wohl in der heutigen Zeit zu unseren vollen Supermärkten und unnatürlichen Ernährungsgewohnheiten sagen würde?

Sicher, all diese guten Ratschläge können wir übergehen; wir bezahlen aber dafür - am häufigsten mit den sogenannten „ernährungsbedingten Zivilisationskrankheiten“.

Bluthochdruck, Altersdiabetes und erhöhter Cholesterinspiegel, Verengung der Blutgefäße, d. h. Arteriosklerose, Herz-Kreislauferkrankungen, Herzinfarkt, Schlaganfall, verschiedene Rheumatismen, Arthritis, Arthrose, Gicht, Wirbelsäulenschäden, Stuhlverstopfung und andere Verdauungsbeschwerden, Nierensteine, Gallensteine, Osteoporose, chronische Leber- und Gallenerkrankungen, Karies, Jodmangelkrankheit, Stoffwechselstörungen, Bauchspeicheldrüsenerkrankungen, Lebensmittelallergien, Störungen des Immunsystems sowie bösartige Erkrankungen von Magen, Darm, Speiseröhre, Kehlkopf, Leber, Brustdrüse, Gebärmutter, Prostata und Bauchspeicheldrüse.

Wie recht hat doch das talmudische Sprichwort, wenn es sagt: „Es sterben mehr Menschen am Kochtopf als am Hunger.“ Im Buch des Predigers Kap. 6, Vers 7, lesen wir dazu: „Alles Mühen des Menschen ist für seinen Mund, und doch wird seine Begierde nicht gestillt.“

„Man gönnt sich ja sonst nichts!“ heißt der verführerische Satz, der so oft zur Entschuldigung für falsches Ernährungsverhalten verwendet wird. Ein Genuss auf Kosten unserer Gesundheit ist ein Genuss mit Folgen. Wir möchten uns etwas gönnen. Wenn wir uns aber zu viele Genussmittel wie z. B. Schokolade, Zucker und Süßigkeiten, zuviel Fleisch oder gar Suchtmittel wie Zigaretten, Alkohol und dergleichen „gönnen“, gönnen wir uns nicht etwas, sondern wir nehmen uns etwas - unsere Gesundheit.

Daran wird deutlich, dass eine Umstellung der Lebensweise nicht eine Sache des Gefühls sein kann. Wer Erfolg haben will, muss wollen und dazu auch seinen Verstand gebrauchen. Wir können eine solche Umstellung auch nicht mal für ein paar Tage ausprobieren. Das wäre Unsinn. Wenn sie jedoch ernsthaft angegangen wird, ist so eine Umstellung in jedem Alter sinnvoll. Durch sie lassen sich Lebensqualität, Lebensgenuss und Lebenserwartung eines Menschen ganz beachtlich steigern, ebenso die Leistungsfähigkeit. Der Alterungsprozess verlangsamt sich und auch die Wechseljahre werden meistens leichter überstanden. Bei Schwangeren schafft eine Ernährungsumstellung zudem wesentlich bessere Bedingungen für das Kind - sowohl in der Zeit der Schwangerschaft wie auch bei der Geburt und in der anschließenden Stillphase.

Worin aber besteht nun das falsche Ernährungsverhalten im einzelnen?

Die Brotschnitten werden immer kleiner und dünner, die Auflagen von Butter, Käse, Wurst und Schinken immer dicker. Die Kartoffeln bleiben im Keller. Wir essen sie höchstens noch in Form von Pommes Frites, oder nachdem sie bereits einen Schweinemagen durchwandert haben. Schnitzel oder Steak auf unserem Teller sind so groß, dass für Gemüse kaum noch Platz ist. Gleich danach kommt der Kuchen mit Creme und Sahne. D. h. wir haben die ballaststoff- und vitalstoffreiche pflanzliche Kost weitgehend durch eine ballaststoffarme Kost tierischer Herkunft ersetzt.

Wir haben heute Ernährungswissenschaftler und Ärzte, die uns in Fragen der Ernährung beratend zur Seite stehen. Aber die beste Medizin und das größte Wissen hilft uns nichts, solange unsere falschen Ernährungsgewohnheiten immer wieder von neuem alles zerstören. Wir wissen heute z. B., dass Schweinefleisch ungesund ist. Die Deutschen aber stehen in der Statistik des Schweinefleischverzehrs an oberster Stelle. 60 g Fett pro Tag für eine Person würde ausreichen. Der Durchschnittsverbrauch an Fett aber liegt in Deutschland bei über 140 g pro Person und Tag. Auch essen wir immer mehr industriell verarbeitete Lebensmittel. Nur noch ein kleiner Teil aller landwirtschaftlichen Erzeugnisse in Deutschland wird unverarbeitet an den Endverbraucher verkauft. Etwa 80 % aller Esswaren erreichen den Verbraucher in einer durch die Nahrungsmittelindustrie mehr oder weniger veränderten Form. Unter dem Einsatz von High-Tech, chemischen und physikalischen Verfahren, Gentechnologie, Bestrahlung und Konservierungsstoffen konstruieren „Food-Designer" aus den von der Natur gelieferten Rohstoffen immer neue „Lebensmittel". Um solcherart produzierte Nahrung für den Verbraucher attraktiv und genießbar zu machen, muss eine Vielzahl unterschiedlicher Substanzen zugesetzt werden, die oft weniger einer gesunden Ernährung als vielmehr der „Kosmetik" des Endproduktes dienen.

Diese sogenannten Lebensmittel-Zusatzstoffe, von denen EU-weit 296 chemische Substanzen zugelassen sind, müssen auf den Namensetiketten der Lebensmittel als E-Nummern deklariert werden. Es sind Konservierungsstoffe, Geschmacksverstärker, Farbstoffe, Emulgatoren, Süßstoffe, Säuerungsmittel, Backtreibmittel, Bindungsmittel usw.

Alle verwendeten Zusatzstoffe müssen zugelassen sein und werden vorher auf ihre Unbedenklichkeit geprüft. Viele dieser Substanzen sind natürlichen Ursprungs und stellen keine Gefahr für die menschliche Gesundheit dar. Dennoch sind einige der erlaubten Stoffe umstritten, da Asthma, Allergien und Unverträglichkeiten beobachtet werden; andere stehen sogar im Verdacht, Krebs auszulösen.

Die Versuchung ist groß, sich an Zusatzstoffe zu gewöhnen. Ein Erdbeereis mit künstlichem Erdbeergeschmack z. B. schmeckt so intensiv nach Erdbeeren, dass Erdbeereis mit echtem Naturgeschmack uns geradezu fad erscheint. Das führt dazu, dass wir mit der Zeit den künstlichen Geschmack vorziehen. Das gilt insbesondere bei Kindern. Wobei gerade die Farb- und Geschmacksstoffe, die uns am besten manipulieren, als besonders verkaufsfördernd gelten.

Wir sprechen heute sehr viel von Natur. Immer wieder taucht dieser Begriff auf. Wir sprechen von der Gefährdung der Natur. Von der zu bewahrenden Natur. Von der Mutter Natur. Von dem Gesundbrunnen Natur. Von Natur als Oase in unserer hektischen Zeit. Wir sprechen davon, dass es gut wäre, wenn wir naturgemäßer leben würden. Aber tun wir auch etwas dafür?

Wer von uns kennt noch die einfachsten Gesetzmäßigkeiten dieser Natur? Wer von uns lebt heute noch natürlich? Wer ernährt sich natürlich? Ja, wer weiß auch nur etwas von den Grundsätzen natürlicher Ernährung? Wer macht sich Gedanken darüber? Hier liegt das Problem. Denn einerseits leben wir heute so naturfern wie noch nie, andererseits gilt für unsere Gesundheit noch immer der Grundsatz: Je natürlicher desto besser. Kommen wir deshalb auf das Grundsätzliche unserer Ernährung zu sprechen.

Grundsätzliches

Wir lesen im 1. Buch Mose, Kap. 1, Vers 29: „Siehe, ich habe euch alles samentragende Kraut gegeben und alle samentragende Baumfrucht, es soll euch zur Nahrung dienen.“ Gott spricht hier von samentragenden Pflanzen und Baumfrüchten. Wir sagen heute dazu Getreide und Obst. Auch wenn wir in der heutigen gefallenen Schöpfung eine Reihe von samentragenden Pflanzen und Gräsern kennen, die ungenießbar sind, ja teils sogar giftig, so ist mit dem Begriff samentragend doch exakt das ausgedrückt, worum es geht. Auf den Samen nämlich kommt es an. Im Samen sichert der Schöpfer der Pflanze ihre Vermehrung, ihr Überleben. Deshalb legt er in den Samen nach einem ungeschriebenen Gesetz immer das Beste hinein.

Wenn die Bibel uns Getreide und Obst als Grundnahrungsmittel empfiehlt, empfiehlt sie uns damit das beste. Nach diesen ersten Ernährungshinweisen Gottes aber lesen wir im 1. Buch Mose, Kap. 3,

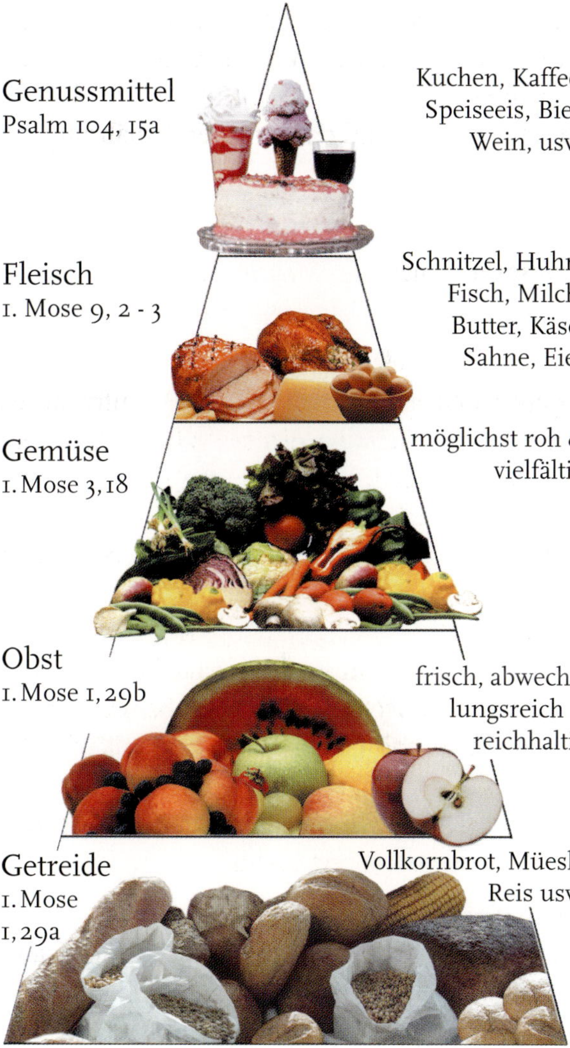

Genussmittel
Psalm 104, 15a

Kuchen, Kaffee,
Speiseeis, Bier,
Wein, usw.

Fleisch
1. Mose 9, 2 - 3

Schnitzel, Huhn,
Fisch, Milch,
Butter, Käse,
Sahne, Eier

Gemüse
1. Mose 3, 18

möglichst roh &
vielfältig

Obst
1. Mose 1, 29b

frisch, abwechs-
lungsreich &
reichhaltig

Getreide
1. Mose
1, 29a

Vollkornbrot, Müesli,
Reis usw.

von jenem alles umwälzenden Ereignis, das uns die Bibel als den Fall des Menschen in die Sünde beschreibt.

Die dritte Stelle, in der wir, nach dem Sündenfall, wieder etwas über Ernährung in der Bibel lesen, finden wir im 1. Buch Mose, Kap. 3, Vers 18. Dort heißt es: „... und du wirst das Kraut des Feldes essen." Erst viele Jahre später, nach der großen Sintflut, die im 1. Buch Mose, Kap. 9, Vers 1 - 3, beschrieben wird, lesen wir davon, wie Gott Noah und seine Söhne segnet und ihnen gestattet, Fleisch zu essen. Es heißt hier: „Alles, was sich regt, was da lebt, soll euch zur Speise sein; wie das grüne Kraut gebe ich euch alles."

So haben wir also Getreide als Grundlage unserer Ernährung, als Voraussetzung für unser Wachstum und unseren täglichen Bedarf an Energie. An zweiter Stelle das Obst mit all seinen wertvollen Vitalstoffen. An dritter Stelle das Gemüse als nachparadiesische Ergänzung unserer Ernährungsgrundlagen. An vierter Stelle das Fleisch, das Gott Noah und seinen Söhnen nach der Sintflut gestattet zu essen. An fünfter Stelle stehen die Genussmittel, die uns vereinzelt in der Bibel begegnen, so z. B. im 104. Psalm, Vers 15, wo vom „Wein, der des Menschen Herz erfreut", die Rede ist. Diese Reihenfolge empfiehlt also die Bibel. Sie wird heute durch die Forschungsergebnisse der Ernährungswissenschaft voll bestätigt.

Wenn wir diese Ernährungspyramide auf den Kopf stellen und die wichtigsten Gruppen unserer Lebensmittel wie Getreide, Obst und Gemüse in den Hintergrund stellen, Genussmittel und Fleisch aber an die erste Stelle, ist das äußerst gefährlich.

Genau das aber passiert in unserer heutigen Wohlstandsgesellschaft. Mangelernährung und Mangelerscheinungen sind die Folgen dieser Ernährungsgewohnheiten. Genussmittel, Fleisch und Wurstwaren sind in den Mittelpunkt unserer Ernährung gerückt. Die schöpfungsgemäße Ernährungspyramide hingegen zeigt Vollkornprodukte und nicht tierische Eiweiße und Fette als Grundlage unserer Ernährung; zuerst Getreide, dann Obst und danach Gemüse - in dieser Reihenfolge. Das aber wirft eine weitere Frage auf:

Ist der Mensch als Vegetarier geschaffen?

Wer sich die fleischfressenden Raubtiere ansieht, dem fällt auf, dass sie große Ähnlichkeiten im Körperbau aufweisen. Sie sind schnell im Laufen und Springen, mit entsprechend scharfen Krallen und einem speziell auf Fleischverzehr ausgerichteten

Gebiss, scharfen Schneidezähnen und großen seitlichen Reißzähnen. Das alles ist nötig, um als Fleischfresser in der Natur überleben zu können.

Diese Tiere unterscheiden sich sehr von den Pflanzenfressern. Letztere haben einen Verdauungstrakt, der mit seinen vielen Falten und Ausbuchtungen, Blättermagen und Pansen beim Wiederkäuer, eine Länge aufweist, die der vielfachen Länge des eigenen Körpers entspricht. Das ist verständlich. Die Pflanzenmasse hat keine so konzentrierte Energie wie Fleisch oder Fett und muss von daher in viel größeren Mengen verdaut werden. Der Darm des fleischfressenden Tieres hingegen ist wesentlich kürzer und entspricht der energiereichen und an Masse entsprechend geringeren Nahrung, das dieses Tier zu verdauen hat.

Auf den menschlichen Körper übertragen heißt das, dass alles beim Menschen zunächst darauf hinweist, dass auch er auf vegetarische Kost angelegt ist. Sein Bewegungsapparat ist langsam. Er hat auch weder Krallen noch Reißzähne, einen zum Reißen von Beutetieren völlig ungeeigneten Mund und ein viel zu schwaches Gebiss. Sein Darm ist in seiner Beschaffenheit und Länge geradezu typisch für eine vegetarische Ernährung. Die vielen Falten und Ausbuchtungen des menschlichen Darms weisen ganz eindeutig auf den Menschen als Vegetarier.

Auch zeigt die Erfahrung, dass es dem Menschen grundsätzlich möglich ist, vegetarisch zu leben. Wir haben dafür alle Voraussetzungen und können, wenn wir nur pflanzliche Nahrung essen, sogar einige Probleme besser in den Griff bekommen als Nichtvegetarier. Vegetarier haben nachweislich einen geringeren Cholesterinspiegel und von daher auch weit weniger Herz- und Kreislaufprobleme, keine Probleme mit dem Übergewicht und ihrer Figur. Nun mag das auch daran liegen, dass Vegetarier meistens bewusster essen und sich weit mehr Gedanken über ihre Ernährung machen, als das üblicherweise der Fall ist.

Wer als Vegetarier lebt, muss allerdings darauf achten, dass er genügend Phosphor, Kalzium, Eisen und Vitamin B12 aufnimmt. Alles Stoffe, die vorwiegend in tierischer Nahrung enthalten sind. Sie können aber mit Nüssen, Sojaprodukten und dergleichen ausgeglichen werden. Ein Viertel Liter Milch reicht aus, um den täglichen Bedarf an Vitamin B12 zu decken. B12 ist in pflanzlicher Nahrung nicht enthalten, kann aber bei gesunder Ernährung durch bestimmte Bakterien im menschlichen Darm gebildet werden. Auch Vitamin D ist - außer in Pilzen und Hefen - in Pflanzen nicht enthalten. Wir finden es in Fisch, Milch, Butter und Eiern. Allerdings kann es unser Körper auch über unsere

Haut in Verbindung mit den UV-Strahlen des Sonnenlichts selbst herstellen.

Einfach nur im Supermarkt einzukaufen und mehr oder weniger das zu essen, was gerade angeboten wird oder Spaß macht, könnte bei einer rein vegetarischen Ernährung sehr schnell zu Mangelerscheinungen führen und wäre daher nicht zu empfehlen.

Das aber sind Probleme, die viel mehr mit unserem heutigen Ernährungsverhalten zu tun haben als mit der allgemeinen, grundsätzlichen Frage, ob der Mensch als Vegetarier geschaffen wurde. Sie lassen sich auch sehr leicht lösen, indem man darauf achtet und sich demgemäß bewusster ernährt. Auch ist zu bedenken, dass die ursprünglichen Nahrungsmittel Vollwertprodukte waren und entsprechend mehr von allen Vitaminen, Mineralien, Spurenelementen und sekundären Pflanzenstoffen aufzuweisen hatten als viele in unseren Supermärkten angebotenen Waren, die durch den Herstellungsprozess weitgehend denaturiert sind.

Die Bibel nennt einige Beispiele, in denen sich vegetarische Ernährung sehr positiv ausgewirkt hat. Da ist z. B. der Bericht von Daniel und seinen drei Freunden im Buch Daniel, Kap. 1, Vers 12: Wie sich die drei Freunde und Daniel am Tisch des Königs von Babel nicht versündigen wollten und darum baten, nur Gemüse und Wasser zu sich nehmen zu dürfen. „Schon nach zehn Tagen“, so lesen wir, „zeigte sich ihr Aussehen schöner und wohlgenährter als das der anderen jungen Männer, die von der Tafelkost des Königs aßen.“ Wir können auch davon ausgehen, dass die Menschen von Adam bis Noah kein Fleisch gegessen haben. Es gibt jedenfalls keinen Hinweis darauf. Im Gegenteil, als Noah gemäß dem Bericht im 1. Buch Mose, Kap. 6, Vers 21, angewiesen wurde, sich auf die Zeit in der Arche vorzubereiten, musste er von allen Tieren zwei mit in die Arche nehmen, je ein männliches und ein weibliches zur Erhaltung der Art, dazu von jeder Speise, die gegessen wird. Von Schlachtvieh ist hier nicht die Rede. Auch im 1. Buch Mose, Kap. 3, Vers 21, wo uns berichtet wird, wie Gott Adam und Eva Kleider aus Tierfellen machte, finden wir keinen Hinweis darauf, dass das Fleisch der Tiere anschließend gegessen wurde.

Davon, dass Fleisch gegessen wurde, lesen wir erst nach der Schilderung der großen Sintflut, im 1. Buch Mose, Kap. 9, in den Versen 1 - 3. Da allerdings segnet Gott Noah und seine Söhne wieder, indem er sagt: „Seid fruchtbar und vermehret euch, und füllt die Erde! Und Furcht und Schrecken vor euch sei auf allen Tieren der Erde und auf allen Vögeln des Himmels! Mit allem, was sich auf dem Erdboden regt, mit allen Fischen des Meeres sind sie in eure Hände gegeben. Alles, was sich regt, was da lebt, soll euch zur Speise sein; wie das grüne Kraut gebe ich euch alles."

Hier wird erstmals davon geredet, dass Menschen auch Fleisch essen sollen. Von da an ist in der Bibel öfters vom Fleisch die Rede. So im 5. Buch Mose, Kap. 12, in den Versen 15, 20 und 21. Hier heißt es sogar dreimal „... doch magst du ganz nach Herzenslust schlachten und Fleisch essen." Wir brauchen also keine Vegetarier zu sein, wir dürfen Fleisch essen, und zwar nach Herzenslust, d. h. wir dürfen uns daran freuen und können es genießen.

Sogar eine Klassifizierung des Fleisches finden wir in der Bibel. Im Buch des Propheten Hesekiel, Kap. 24, Vers 4, lesen wir davon, dass Lende und Schulter, das wäre die Keule, „gute Stücke" sind. Als die drei Männer Gottes zu Abraham kamen, heißt es im 1. Buch Mose, Kap. 18, Vers 7, holte er von den Rindern ein Kalb, „zart und gut" und ließ es für seinen Besuch herrichten. Auch im Gleichnis vom verlorenen Sohn wird bei der Rückkehr des verlorenen Sohnes ein gemästetes Kalb geschlachtet, wie uns im Lukasevangelium, Kap. 15, Vers 23, berichtet wird. Von Jesus und seinen Jüngern hingegen wissen wir, dass sie zumindest beim jährlichen Passahmahl Fleisch gegessen haben

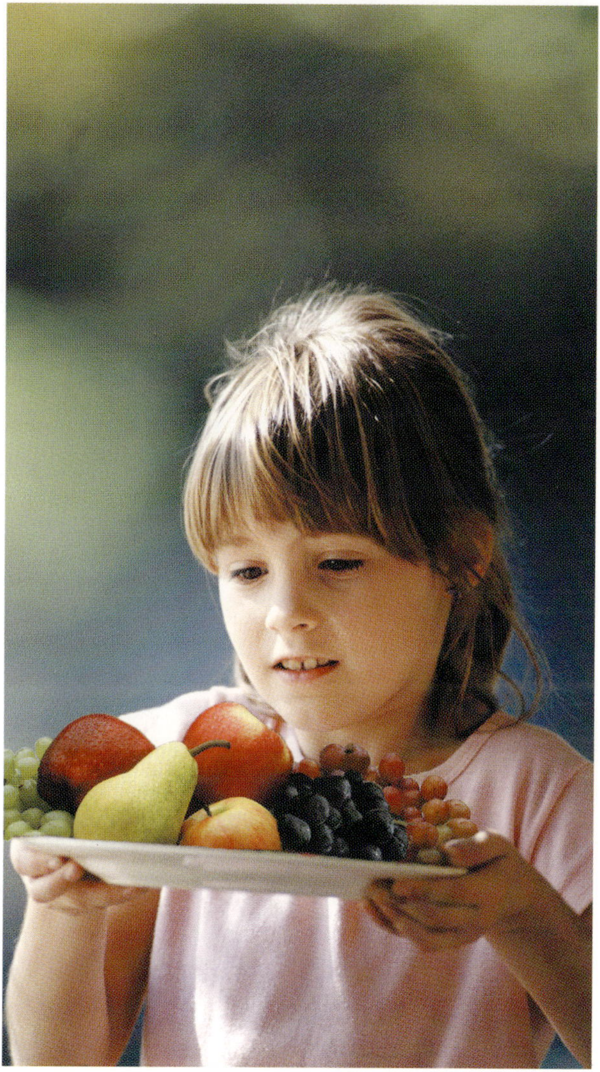

(Lukasevangelium, Kap. 22, ab Vers 7). Und im Johannesevangelium, Kap. 21, in den Versen 9 - 13, wird uns berichtet, wie sie nach dem reichen Fischfang gemeinsam am Kohlenfeuer saßen und Fisch und Brot aßen. Gleiches lesen wir bei der Speisung der Fünftausend im Johannesevangelium, Kap. 6, Verse 5 - 13.

So gibt es noch viele andere Stellen in der Bibel, die den Verzehr von Fleisch erwähnen. Von daher, denke ich, sollte es uns nicht so sehr darum gehen, ob wir uns nun mit Fleisch ernähren oder vegetarisch. Viel wichtiger als diese grundsätzliche Frage, die in der Bibel gar nicht gestellt wird, ist die Frage der Rangordnung. Da aber gibt es in der Bibel ganz eindeutig eine Reihenfolge der Ernährungshinweise, auf die wir achten müssen, weil sie von ganz besonderer Bedeutung für uns ist.

Dieses einmalige „Buch der Bücher“ ist ja so voll von Schätzen und Wahrheit für unser Leben, dass wir es nie aufmerksam genug lesen können. In Bezug auf die Ernährung ist es wichtig, dass wir die zeitliche Reihung beachten, in der uns die einzelnen Ernährungshinweise von Gott gegeben wurden. An erster Stelle steht da das Getreide als Grundnahrungsmittel, an der zweiten Obst, an der dritten Gemüse und erst viel später, an vierter Stelle, das Fleisch.

Der Hauptfehler unserer heutigen Ernährung liegt also in der auf den Kopf gestellten Reihenfolge, dass wir Fleisch und andere tierische Produkte an die erste Stelle gesetzt haben, während wir Obst, Getreide und Gemüse vernachlässigen.

Die katastrophalen Folgen dieser falschen Ernährungsweise sind statistisch nachweisbar. Ein Beispiel dafür ist die Erkrankung an Krebs. Jedes Jahr werden allein in Deutschland 340.000 neue Fälle von Krebserkrankungen registriert. Trotz großer medizinischer Fortschritte sterben 210.000 Menschen an den Folgen dieser Krankheit. Krebs ist damit zur zweithäufigsten Todesursache geworden. Aber ist uns auch bewusst, dass 30 % bis 40 % der Krebserkrankungen auf unsere falschen Essgewohnheiten zurückzuführen sind? Durch falsche Ernährung entsteht häufiger Krebs als durch das Rauchen, das für 25 % bis 30 % der Krebserkrankungen verantwortlich ist.

Die Erfahrungen aus der medizinischen Praxis belegen uns, wie richtig und wegweisend die Ernährungsratschläge der Bibel sind. Das bestätigen uns Ernährungsexperten und Ärzte Jahr für Jahr. Wir kennen aus Tausenden von Statistiken und Berichten die Anzahl ernährungsbedingter gesundheitlicher Probleme, die dadurch entstehen, dass wir Fleisch, d. h. tierische Eiweiße und Fette an die erste Stelle in unserem Speiseplan gesetzt haben. Dadurch ernähren wir uns unnatürlich, ungesund und noch dazu teuer. Tierische Nahrungsmittel kosten etwa sieben- bis achtmal soviel wie die pflanzlichen. Was aber ist der Schluss, den wir daraus ziehen?

Aussagen wie „Fleisch essen ist Mord" oder „Christen sollen nicht töten" sind hingegen Schlagworte, die nichts mit einem gesunden Naturverständnis oder artgerechtem Tierschutz zu tun haben und sich nicht mit der Bibel in Einklang bringen lassen. Sie stammen vielmehr aus einer bestimmten philosophischen Richtung, die in engem Zusammenhang mit dem Gedankengut des New Age steht. Nein, es geht wirklich darum, die Bibel wieder gründlicher zu lesen und danach zu handeln - auch in den Fragen der Gesundheit und Ernährung.

Trennkost - die gesunde Ernährung?

Die Lehre der Trennkost hat heute eine Reihe von Anhängern. Im wesentlichen besagt diese Lehre, dass dem Körper in einer Mahlzeit nicht Kohlenhydrate und Eiweiße zugleich zugeführt werden sollen. Das nämlich sei Schwerstarbeit für den Magen. Wer hingegen in einer Mahlzeit eiweißreiche Nahrung zu sich nimmt und erst in einer nächsten wieder kohlenhydratreiche Nahrung, helfe seinem Körper, die einzelnen Nährstoffe besser aufzuschließen. Auch sei es bekömmlicher.

Trennkost mag für einen sehr empfindlichen Menschen eine gewisse Hilfe sein. Natürlich ist Trennkost jedoch nicht. Im Gegenteil. Aus der Natur kennen wir überhaupt keine Beispiele, die den Gedanken der Trennkost untermauern würden. Auch in der Bibel finden wir keine Hinweise auf eine Trennkost.

Zudem sind die mit der Trennkost verbundenen Versprechungen sehr kritisch zu bewerten. Vor allem, wenn sie Heilungschancen bei Leiden versprechen, die allgemein als schwere Krankheiten eingestuft werden. Hier ist Vorsicht geboten. Denn so positiv sich rohkostreiche Ernährung auf unsere Gesundheit auszuwirken vermag, Krankheiten wie Diabetes, Krebs oder Nierenerkrankungen können auf keinen Fall durch Trennkost geheilt werden.

Die Voraussetzungen der Trennkostlehre sind außerdem grundsätzlich falsch. Die natürlichen Lebensmittel sind nämlich Mischungen von Eiweiß und Kohlenhydraten. Diese Mischungen werden im Dünndarm gleichzeitig und unabhängig voneinander freigesetzt und stellen kein Problem dar, auch wenn die Anhänger der Trennkost das anders sehen. Das beweist allein schon die Zusammensetzung der Muttermilch. Sie besteht aus dem Milcheiweiß und dem Milchzucker, also Eiweiß und Kohlenhydraten, weist also gerade jene Mischung auf, die die Trennkost verbietet.

Es bleibt also bei dem, was Gottes Wort lehrt und Ernährungswissenschaftler in aller Welt uns heute bestätigen. Als Reihenfolge Getreide, Obst, Gemüse Fleisch. Jede andere Form mag als Diät ihren Wert haben, als vollwertige gesunde Ernährung jedoch nicht. Vielmehr führen diese Ernährungsweisen sehr schnell zu nicht ungefährlichen Mangelerscheinungen. Die wiederum führen zu Krankheit, Leid, Schmerz und Tod. Die Schöpfung dagegen ist voller Leben und Vielfalt und bietet uns in ihrer Vielfalt die beste Voraussetzung für eine gesunde Ernährung. Wir müssen sie nur nutzen.

Vitamine - Mineralstoffe - Spurenelemente

„Vitalstoffe“ ist ein von Prof. Schweigart eingeführter Sammelbegriff für all jene lebenswichtigen Stoffe, die wir über die Nahrung aufnehmen müssen, weil unser Körper sie selbst nicht herstellen kann. Dazu gehören Vitamine, Mineralstoffe, Spurenelemente, Enzyme, ungesättigte Fettsäuren, Aminosäuren, Aromastoffe, Ballaststoffe, usw.

Hinzu kommen eine ganze Reihe von sekundären

Pflanzen- bzw. Bioaktivstoffen. Sie wurden erst in den letzten Jahren entdeckt. In unterschiedlichen Mengen findet man sie in Getreide, Obst, Gemüse und vielen Kräutern. Manche Pflanzen enthalten sogar eine ganze Fülle unterschiedlicher Mikronährstoffe, von denen sich immer mehr herausstellt, wie unentbehrlich sie für Vitalität und Gesundheit sind.

Man kommt aus dem Staunen nicht heraus, wenn man hört, dass insgesamt 5.000 bis 10.000 solcher Substanzen im Dienste unserer Gesundheit stehen. Viele dieser einzigartigen Substanzen bleiben selbst beim Kochen z. B. von Gemüse noch erhalten; andere werden durchs Kochen erst richtig erschlossen. Es gibt bestimmt noch viele Geheimnisse, die für uns Menschen verborgen sind. So bleibt abzuwarten, was die Wissenschaftler in Zukunft an neuen Erkenntnissen in der natürlichen Nahrung noch alles entdecken werden. Dennoch wissen wir schon heute, dass wir bei einer gesunden und vielseitigen Ernährung täglich etwa 1,5 g dieser Bioaktivstoffe aufnehmen. Ist es nicht staunenswert, dass von diesen, aus Tausenden verschiedenen Substanzen bestehenden, kleinen Mengen ganz wesentlich unsere Gesundheit und unser Wohlfühlen abhängt?

Daran merken wir, wie hinter all dem die für uns unbegreifliche göttliche Weisheit steht, die diese hochkomplizierten Vorgänge nach schöpfungsgemäßen Gesetzen zu unserem Wohl steuert. Es sind die Auswirkungen des Segens Gottes über die Menschheit.

Wer diese Zusammenhänge kennt, wird verstehen, dass natürliche Kost durch Vitamin-Präparate und Pillen nicht zu ersetzen ist. Denn die vielen lebensnotwendigen sekundären Pflanzenstoffe sind in diesen künstlich hergestellten Präparaten so gut wie nicht enthalten. Vitamine und sekundäre Pflanzenstoffe kann keiner genau messen, zählen oder abwiegen. Selbst der beste Fachmann kann uns nicht genau sagen, wieviel wir von diesen Stoffen wirklich brauchen. Aus der scheinbar unendlichen Fülle der Schöpfung kann der Mensch erst einige Vitamine nachbauen, von den sekundären Pflanzenstoffen ganz zu schweigen. Was die Qualität der synthetischen Vitamine betrifft, sind sie mit den natürlichen nicht zu vergleichen.

Aber das Geschäft mit der Gesundheit boomt, die Umsätze steigen. Große Firmen überfluten den Markt. Die Werbung verspricht Idealgewicht und beste Gesundheit bis ins hohe Alter. Für teures Geld werden Vitamin-Präparate, pflanzliche Pillen oder naturidentische Tröpfchen gekauft und geschluckt. In Wirklichkeit ist das alles so ungenau und unpassend wie eine Blinddarmoperation mit einer Blechschere.

Diesen Dingen zu vertrauen und dann noch zu

meinen, diese künstlich hergestellten chemischen Produkte seien besser als die sonnengereiften Früchte der Natur - das empfinde ich als eine Beleidigung des Schöpfers. Selbst nach Auskunft des World Cancer Research Fund sind Nahrungsergänzungsmittel wie Vitamintabletten, Multivitaminsäfte, Mineralien oder Spurenelemente in aller Regel nicht notwendig und für die Senkung des Krebsrisikos nicht nutzbringend, möglicherweise sogar schädlich.

Wie billig und gesund ist dagegen die ganz einfache und natürliche Ernährung mit Vollkorngetreide, Obst und Gemüse. Nur hier steht uns die Fülle der Schöpfung in ihrer ganzen Vielseitigkeit zur Verfügung. Gott meint es wirklich gut mit uns.

Alle Vitalstoffe müssen in ausreichender Menge in unserer Nahrung enthalten sein, um uns gesund zu erhalten. Vitalstoffmangel führt hingegen zu Stoffwechselstörungen; so können z. B. Kohlenhydrate nicht bis zu Kohlensäure und Wasser abgebaut werden, wenn das Vitamin B1 fehlt.

In bestimmten Lebenssituationen braucht der Mensch besonders viele Vitamine, Mineralstoffe und sekundäre Pflanzenstoffe, so z. B. in der Schwangerschaft und Stillzeit. Ähnlich ist es bei jungen Menschen, die sich noch im Wachstum befinden. Wer 20 Zigaretten pro Tag raucht, benötigt u. a. 40 % Vitamin C mehr als ein Nichtraucher. Der natürliche Weg hieße hier, ganz einfach nicht zu rauchen.

Besonders gefährdet sind auch Alkoholiker. Alkoholmissbrauch schädigt die Leber, verhindert die Aufnahme vieler wertvoller Vitamine und schränkt deren Verwertbarkeit stark ein. Ebenso führt die Einnahme von Medikamenten wie Schmerz-, Schlaf- und Beruhigungsmittel, Psychopharmaka und Östrogene, zu einem erhöhten Bedarf an Vitaminen und Mineralstoffen.

Manche Medikamente können die Aufnahme und Verwertung bestimmter Vitamine erschweren, ihre Speicherung blockieren, im Extremfall sogar zur Ausscheidung von Vitaminen und Mineralstoffen führen. Im Alter sollte man zudem daran denken, dass mit einer geringer werdenden Energiezufuhr über die Nahrung auch weniger Vitalstoffe zugeführt werden. Insbesondere das sogenannte „Fast-Food-Essen" stellt keine ausgeglichene Mahlzeit dar. Es enthält in der Regel zu wenig Vitamine, Mineral- und Ballaststoffe, ist sehr oft zu fett und zu salzreich hergestellt.

„Gesund und fit" - aber bitte sofort!

Wir haben heute den fatalen Zustand einer quantitativen Überernährung bei gleichzeitiger qualitativer

Unterernährung. Wir finden in unseren Supermärkten Lebensmittel in einer so großen Auswahl, dass selbst erfahrene Hausfrauen oft nicht mehr wissen, was sie einkaufen sollen. Aus 1.500 verschiedenen Lebensmitteln bestand das Angebot noch in den 60er Jahren. Heute gibt es 12.000 verschiedene Lebensmittelprodukte. Dieses Überangebot verunsichert und veranlasst zu unüberlegtem Einkauf. Vielleicht liegt auch darin eine der Ursachen der zunehmenden ernährungsbedingten Krankheiten. Die Geschichte jedenfalls lehrt uns, dass der Mensch mit Mangelsituationen im allgemeinen besser fertig wird als mit Überfluss. Schon Hippokrates hat gesagt: „Die Krankheiten befallen uns nicht aus heiterem Himmel, sondern entwickeln sich aus den kleinen Sünden wider die Natur. Erst wenn diese sich gehäuft haben, brechen sie scheinbar auf einmal hervor.“

Was ist die Alternative?

Die Alternative dazu kann nur eine grundlegende Lebens- und Ernährungsumstellung sein.[1] Weg von dem Zuviel - vor allem von zuviel tierischem Eiweiß und Fett - hin zu einer Ernährung mit Getreide, Obst und Gemüse, entsprechend der schöpfungsgemäßen Ernährungspyramide. Dann an vierter Stelle Fleisch und danach erst die Genussmittel. Dazu ein Lebensstil,

1) Siehe Gesund & fit, Band 2: Getreide, Seite 50

der geprägt ist von mehr Bewegung an der frischen Luft, versöhnten Beziehungen mit den Mitmenschen und Ordnung als Voraussetzung für guten Schlaf. Und schließlich die drei A's im Tages- und Wochenablauf.

Wer allerdings schon zu lange und zu tief in falschen Ernährungsgewohnheiten steckt und mit Übergewicht und allen Folgeerscheinungen zu kämpfen hat, für den ist das Ratsamste ein überlegtes Heilfasten mit ausreichender Flüssigkeitsversorgung, möglichst unter ärztlicher Aufsicht. Aber auch dieses Heilfasten muss einhergehen mit einer anschließenden entschiedenen Umstellung der Ernährung.

Ein Versuch von wenigen Tagen bringt nichts. Diese Umstellung sollte langsam geschehen. Wir müssen dem Körper die nötige Zeit zur Umstellung geben. Jeder Mensch ist verschieden und wird auf eine derartige Umstellung anders reagieren. Eines jedoch ist sicher: Von Natur aus ist unser Körper auf die Verdauung von Naturprodukten programmiert. Das sollte uns Mut machen, den Weg zur Natürlichkeit zu wählen.

Gesundheit ist kein Schicksal. Gesundheit ist ein Geschenk Gottes. Aber wir tragen ebenfalls Verantwortung für unsere Gesundheit. „Ernährung", schreibt Dr. M. O. Bircher-Brenner, „ist nicht das Höchste im Leben, aber sie ist der Nährboden, auf dem das Höchste gedeihen oder verderben kann.“ Auf diesen Nährboden, auf dem das Höchste gedeihen oder verderben kann, werden wir in der auf mehrere Bände angelegten Reihe „Gesund und fit - durch natürliche Ernährung“ immer wieder zurückkommen.

EINE ÜBERSICHT DER FÜR DEN M

Name	Wirkungsweise
Natrium	Regulation des Wasserhaushaltes, des Blutdruckes und der Muskelerregung, Enzym-Aktivierung
Kalium	Erregbarkeit von Nerven- und Muskelzellen, Regulation des Wasserhaushaltes, Aktivierung von Enzymen
Kalzium	Baustein von Knochen und Zähnen, Stabilisierung der Zellmembran, Blutgerinnung
Magnesium	Wichtig für den Eiweiß- und Kohlenhydratstoffwechsel. Aktiviert mehr als 300 Enzyme. Reguliert Verdauung, Nervensystem, Herz und Kreislauf. Beteiligt am Knochenaufbau. Erregbarkeit von Muskeln und Nerven
Phosphor (Phosphat)	Bestandteil der DNS im Zellkern. Beteiligt am Aufbau von Zähnen und Knochen. Energiebereitstellung aus den Nährstoffen. Kofaktor von Enzymen.
Schwefel (Sulfat)	Beteiligt an Entgiftungsprozessen. Baustein in Eiweißen.
Chlor (Chlorid)	Regulation des Wasser- und Säure-Base-Haushalts. Enzym-Aktivierung.

SCHEN WICHTIGEN MINERALSTOFFE

Quelle	Bedarf	Mangelerscheinung
Kochsalz	2-3 g	Übersäuerung, Nierenstörungen, Krämpfe, Kreislaufkollaps
Obst, Körnerfrüchte, Gemüse	3-4 g	Muskelschwäche, Krämpfe, Störungen der Nierentätigkeit
Grünes Gemüse, Milch, Milchprodukte, Eigelb	800 mg	Osteoporose, Rachitis
Mandeln, Nüsse, grünes Gemüse	300-350 mg	Kopfschmerzen, Nervosität, Herzrasen, Schlaflosigkeit, Schwindel
Hülsenfrüchte, Milch, Milchprodukte	800 mg	Selten, im allgemeinen ausreichende Zufuhr
Fleisch, Ei	150 mg	Ausreichende Zufuhr ist gesichert
Kochsalz	2-5 g	Selten, da Bestandteil von Kochsalz

Name	Wirkungsweise
Eisen	Bestandteil des Blutfarbstoffs, Sauerstoff-transport, Enzymbestandteil
Kupfer	Nötig zur Bildung des Blutfarbstoffs, Sauerstoff-transport, Enzymbestandteil
Jod	Bestandteil der Schilddrüsenhormone, die u. a. das Knochenwachstum regulieren
Fluor	Verhütet Zahnfäulnis, festigt den Zahnschmelz
Zink	Insulinaufbau, Enzymbestandteil, bedeutende Rolle bei Wundheilung
Kobalt	Wichtig für die Blutbildung. Unterstützt die Eisenaufnahme
Molybdän	Bestandteil von Stoffwechselenzymen, Mobilisierung von Eisenvorräten
Mangan	Enzymbestandteil. Steigert die Vitamin-B1-Verwertung
Chrom	Verbessert Glucosetoleranz bei Diabetes. Bessere Reaktion des Gewebes auf Insulin
Selen	Enzymbestandteil, schützt rote Blutkörperchen und Zellmembran vor Peroxyden, Stimulierung des Immunsystems

Quelle	Bedarf	Mangelerscheinung
Brotgetreide, Sesam, Kartoffeln, Grünkohl, Spinat, Sojabohnen, Ei, Leber	12-18 mg	Blutarmut, Schwäche, Blässe
Roggen, Fisch, Eigelb, Leber	2-5 mg	
Weizen, Salat, Meerwasser, Fisch, Milch	0,15 mg	Kropfbildung, Schilddrüsenvergrößerung
Hafer, Weizen	0,5-1 mg	
Weizen, Hafer, Erbsen	10-20 mg	Beeinträchtigung von Haut und Nerven, Infektabwehrschwächung
Getreide, Hülsenfrüchte, Leber	0,005 mg	Mangel ist selten
Hafer, Weizen, Nüsse, Hülsenfrüchte	0,2 mg	Mangel ist eher selten
Hafer, Weizen, Spinat, Leber	3-4 mg	
Weizenkeime, Bierhefe, Honig, Kalbsleber	nicht festgelegt	
Trinkwasser	nicht festgelegt	

Name	Wirkungsweise
Vitamin B1 Thiamin	Wichtige Funktion beim Abbau von Kohlenhydraten
Vitamin B2 Riboflavin	Fördert das Wachstum und die Gewichtzunahme, aktiviert die Zellatmung. Ist beteiligt am Abbau und an den Verbrennungsvorgängen im Zucker- und Eiweißstoffwechsel.
Niacin	Ist nötig zum Abbau von Kohlenhydraten, Fetten und Aminosäuren.
Pantothensäure (Vitamin-B-Komplex)	Wichtig für Aufbau und Erhaltung von Haut und Schleimhäuten. Ist beteiligt am Eiweiß- und Fettstoffwechsel. Notwendig zur Entgiftung von Fremdsubstanzen.
Vitamin B6 Pyridoxin	Wichtig für die Bildung von Aminosäuren (unentbehrlich für über 50 Reaktionen im Eiweißstoffwechsel) und die Blutbildung
Vitamin B12 Cobalamin	Unbedingt erforderlich zur normalen Blutbildung und normalen Funktion des Zentralnervensystems. Ermöglicht dem Körper die volle Ausnützung der Eiweißkörper.
Folsäure (Vitamin-B-Komplex)	Nötig im Aminosäurenstoffwechsel. Unterstützt die Ausreifung und Bildung der roten Blutkörperchen. Ist notwendig für die normale Funktion der Schleimhäute des Magen-Darm-Kanals.
Vitamin B13 Orotsäure	Fördert den Eiweißaufbau. Wachstumssteigernder Effekt.

VICHTIGEN *IN WASSER LÖSLICHEN* VITAMINE

Quelle	Bedarf	Mangelerscheinung
Getreide, Reis, Früchte, Gemüse, Kartoffeln, Leber, Niere, Vollmilch	1,4 mg	Störungen der Funktionen des Zentralnervensystems und des Herzmuskels, Muskelkrämpfe, Ödeme
Getreidekeime, Früchte, Gemüse, Käse, Ei, Milch, Fisch, Fleisch	1,7 mg	Dermatitis, Störungen in der Mundschleimhaut, Risse in den Mundwinkeln, Schuppenbildung, brüchige Nägel
Getreide, Früchte, Gemüse, Milch, tierische Organe	0,15 mg	Schäden an Haut, Verdauungstrakt, Nervensystem
Reiskleie, Getreide, Früchte, Sojamehl, Gemüse, Leber, Niere, Muskelfleisch	10 mg	Stoffwechselstörungen, Haarentfärbung und Haarausfall, Hauterkrankungen
Getreide, grünes Gemüse, Milch, Eigelb, Muskelfleisch	2 mg	Wachstumsstörungen, Blutarmut, Hautveränderungen
Nur tierische Lebensmittel wie z. B. Leber	0,005 mg	Gestörte Bildung der Blutzellen, Blutarmut, nervöse Störungen
Blumenkohl, Spinat, dunkles Blattgemüse, Milch, Käse, Leber, Niere, Muskelfleisch	0,4 mg	Wachstumshemmung, vermin- minderte Bildung von Blutzellen, Blutarmut
Schaf- und Ziegenmilch, Hefe, Leber	50-200 mg	Wachstumsstörungen, Störungen der Darmbakterienflora und des Eiweißstoffwechsels

Name	Wirkungsweise
Vitamin B15	Fördert die Zell-Oxydationsvorgänge
Vitamin H Biotin	Als Koenzym im Stoffwechsel nötig. Funktionen im Eiweiß-, Fett- und Kohlenhydratstoffwechsel
Vitamin P Rutin	Erhöht die Widerstandsfähigkeit. Greift in Zell-atmungsvorgänge ein. Setzt die Durchlässigkeit der Kapillaren herab.
Vitamin C Ascorbinsäure	Sehr wichtige Rolle bei der Wundheilung und der Infektabwehr. Hemmt die Bildung krebserregen-der Nitrosamine. Hilft Eisen und Kupfer aus der Nahrung zu erschließen.

EINE ÜBERSICHT DER FÜR DEN MENSCHEN

Name	Wirkungsweise
Vitamin A Retinol bzw. Vorstufe Carotin	Wichtig für den Sehvorgang
Vitamin D Calciferole	Regelt den Phosphat- und Calciumstoffwechsel
Vitamin E Tocopherol	Stabilisiert die Zellmembran und schützt wichtige Vitalstoffe
Vitamin K Phyllochinon	Wichtig für die Bildung verschiedener Blut-gerinnungsfaktoren

Quelle	Bedarf	Mangelerscheinung
Reiskleie, Aprikosenkerne, pflanzliche Samen	2 mg	Zell-Oxydationsstörungen
Reiskleie, Früchte, Blattgemüse, Pflanzensamen, Milch, Leber, Niere, Eigelb	0,25 mg	Trockene Haut, Versiegen der Talgproduktion, Ansteigen des Cholesterins im Blut
Buchweizen, Zitrusfrüchte, Johannisbeeren, Hagebutten, Paprika, Blätter	50 mg	Gefäßdurchlässigkeit, Ödembereitschaft, Abnahme der Kapillar-Resistenz, Neigung zu Gewebsblutungen
Orangen, Zitronen, Hagebutten, Johannisbeeren, Gemüse, Salat, Paprika, Milch, Leber, Niere	60 mg	Skorbut, gestörtes Immunsystem, Beeinträchtigung des Wachstums, Störungen im Allgemeinbefinden

/ICHTIGEN *IN FETT LÖSLICHEN* VITAMINE

Quelle	Bedarf	Mangelerschneiung
Gerste, Aprikosen, Orangen, Karotten, Bohnen, Erbsen, Salat, Spinat, Mikroorganismen, Butter, Rahm, Vollmilch, Käse, Lebertran	2 mg	Nachtblindheit, Erblindung
Pilze, Hefe, Thunfisch, Heilbutt, Milch, Ei, Butter	0,02 mg	Kaum Mangelerscheinungen
Getreidekeime, Keimöl, Gemüse, Salat, Milch, Butter	1 mg	Kaum Mangelerscheinungen
Erdbeeren, Hagebutten, Kohl, Spinat, Kartoffeln, Tomaten	1 mg	Blutungen, Blutgerinnungsstörungen

Gesund & fit als Vorträge auf MC

Edition
Gesund & fit

mit Rudolf Kring
Herausgeber: Dr. Luis Zagler

Bisher erschienen im ERF Verlag:

1. Teil: Grundsätzliches
2. Teil: Getreide
3. Teil: Obst
4. Teil: Gemüse
5. Teil: Fleisch (in Vorbereitung)
6. Teil: Milch (in Vorbereitung)

Jeweils ca. 70 - 75 Minuten

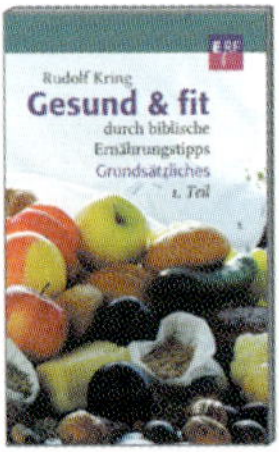

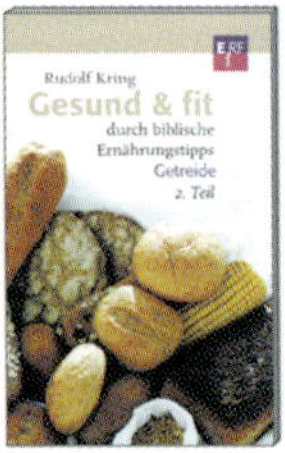

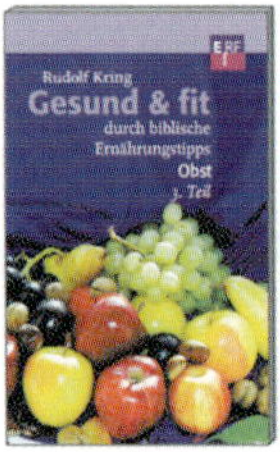

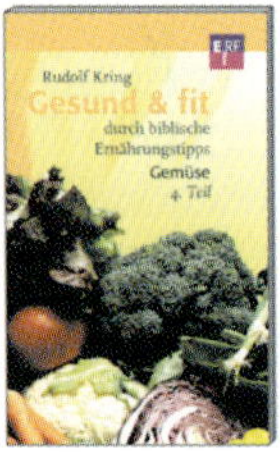

4 Kassetten zum Sonderpreis: € 19,95/ DM/ sFr 39,80/ öS 320,-

Die Edition **Gesund & fit**

Bisher erschienen:

1. Teil: Grundsätzliches
2. Teil: Getreide
3. Teil: Obst
4. Teil: Gemüse
5. Teil: Fleisch
6. Teil: Milch
7. Teil: Honig
8. Teil: (in Vorbereitung)

Jeweils 64 - 72 Seiten, viele Farbbilder, kartoniert

Preis je Band: € 4,95
DM/ sFr 9,80/ öS 72,-

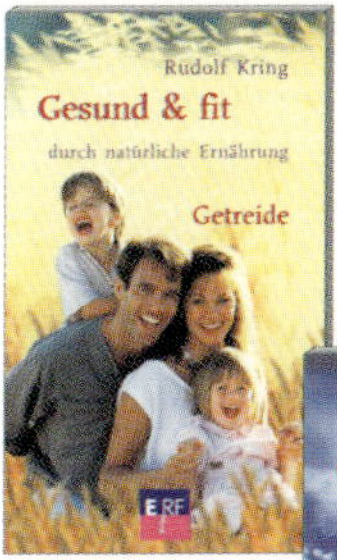

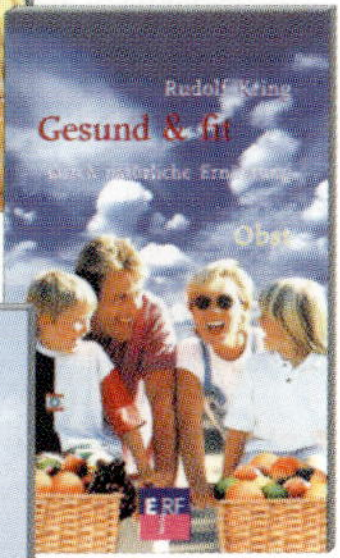

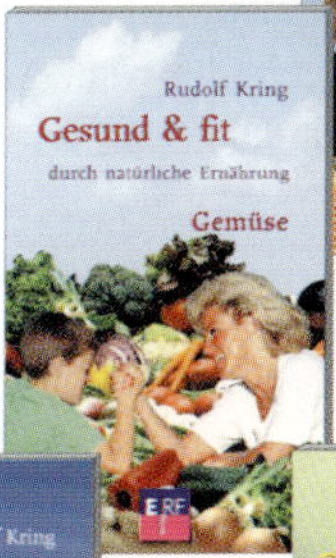

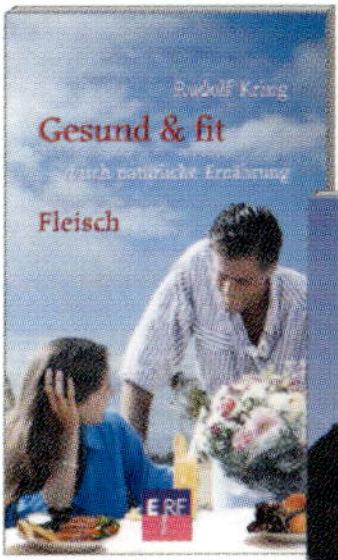

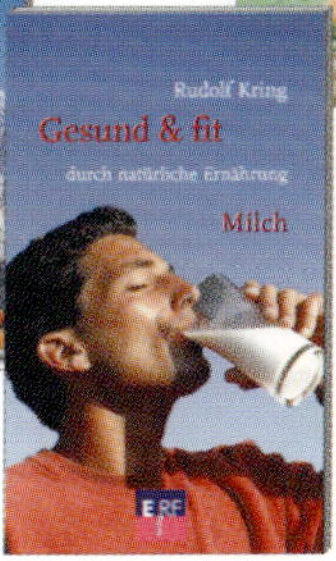

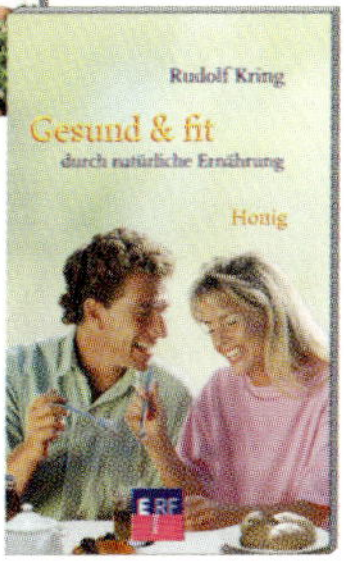

Zu beziehen über den Buchhandel oder über den
ERF Verlag Südtirol
I-39012 Meran, Lauben 315, Tel ++39-0473/237997
E-mail: **verlag@erf-tirol.com** oder **www.buchtipp.it**